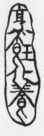

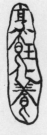

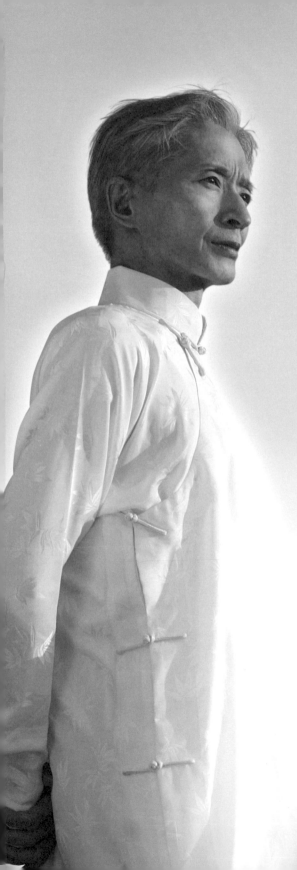

李鳳山 師父

飲養之道

用心涵養
放大素養

養生不在複雜　單純講究火候

目 錄

春

◎養生面面觀

◎春天的食譜

目　錄

冬

◎養生面面觀

◎冬天的食譜

◎廚房二三事

【附錄】

習飪養之道，修正氣之身

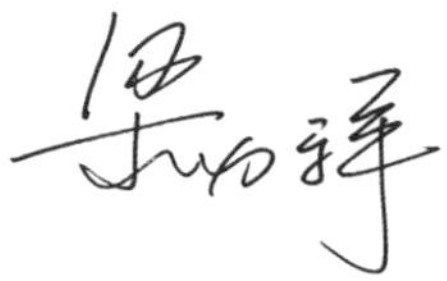

梁幼祥

平時寫東西，像吹牛一樣，隨便可掰一大篇！可這秋氣怡爽之日，我卻連著三日，對著電腦，發呆，發呆，還是發呆！梅門的姐妹怎麼給了我一個這麼難的任務！想我何德、何能，幫大師寫序！揪結忐忑麻亂了大腦，也僵滯了指尖，就是蹦不出一個字來。

腦海竟是大師那股「俠道風骨」、「凜然正氣」；而我，大魚大肉的葷濁氣塞，何來文思，何以振筆！

這真正證明了鳳山大師在我心目

中的威望。我試著採蔬食素、修氣、淨身三日，方得些許為文之力！

坊間許多寫吃的文章，都少不了提提蘇東坡，殊不知，東坡最愛的是「人間有味是清歡」。清歡指的就是蔬素、指的是養生！

清歡之美，對於氣旺年輕之人，是真難以悟其一二的，然而齋素在台灣過往，總以宗教、信仰為依歸，給人一些嚴肅感，吃嘛，有那樣的氛圍，嚴謹的會讓人在心裡上卻步。

不諱言的這些年來，台灣也的確從宗教的素，演進出新的食風，有廟堂的辦桌齋素，有日式的懷石，有機的蔬素，更有的書打著環保養生的招牌談素。但嚴格的說，一堆書裡，充斥著華而不實的樣貌，鮮有悠然的真味。

十多年前的一次錄影，偶然的機會，我邀請了梅門的師傅到我節目，只是一道簡單到不行的豆干，講究的刀工、交織的火候、絕色的美味！一

　　為了讓師父的理念更具體也更貼近大眾，「梅門」有了餐廳，透過"素食"來詮釋"良食"的正面能量，讓更多人明白：當你吃進嘴裡的是好東西，身體會感覺你的善待，而回報你健康。

　　師父說，這絕不是高調，因為，好食物就是好藥物。隨著黑心食品成為餐桌上的公敵，素食，不再只是宗教態度，而是飲食趨勢，也是切身關注。

　　雖不是專業，但因為專心，於是，「梅門」的素食，格外顯得與眾不同，不僅美味，還充滿想法。那是一種養生、養心也養性的料理善念，它讓吃這件事真正從"口福"落實成"幸福"。

　　而基於"分享才是最大快樂"的原則，師父決定把累積許久的烹調祕訣出版成書，方便更多人在家裡就可以端出和「梅門」一樣的好滋味!!

　　如果你的嘴巴被寵壞了，如果好吃才能解你的饞，如果健康是你最在乎的口腹之慾，那麼，這本食譜絕對可以滿足你。

（本文作者為兩性作家、美食評論家）

深層次的素食珍寶

蔡小瑛

　　外面葷餐廳如過江之鯽,「非素」氣氛瀰漫如海蓋住大地,當初要跳下來做「週一無肉日」運動,義工們都感覺像要去改變大海的顏色一樣——不那麼容易。但人類為了肉食已用掉大約地球百分之七十的乾淨水源、百分之四十的土地,再吃下去無法收拾,更不要說每年數百億條生命因此而被迫殺所產生的惡業和負面的氣息了。這些殺戮,我們只是把它「圍」在屠宰場而已。由於這些原因之逼驅,我們這些並無「好為人師」的野心、自己默默吃了一、二十年素的人,只好跳下來愚人說書,敦請大家

烹調也是一種修行

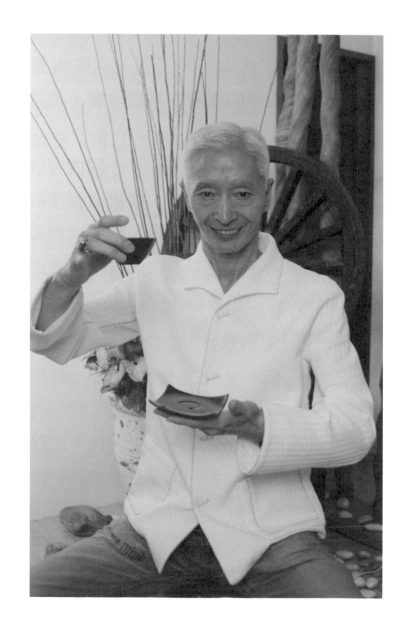

飪，烹飪之道。一則以「任」客之意——順任客人之身心需求而烹調料理；再則以火候之意——烹煮食材必過火，以確保食養之效，此二者乃中華飲食文化之精髓也！

養生之道，飲食尤重。我帶著學生追求健康，一開始先來鍛鍊身體，一段時間後，因身心逐漸淨化，因此對飲食的要求愈益嚴謹，於是，我們一步步，遵循古人養生烹調之法，研究如何以日常平易近人之食材，呈現出單純的美味，也陸續成立餐廳，目的是與大眾分享我們的烹調心得，讓大家感受天然純淨且好消化，以達運化、生化的飲食效果。

許多原本不吃素的人，來過我們的餐廳後，對素食徹底改觀。餐廳成為我們廣結善緣的好所在，愈來愈多朋友希望擁有一本武林祕笈般的食

修口，讓福從口入

◎饒懷英 李鳳山師父門生暨梅門德藝文創負責人

　　梅門的養生餐廳真是得來不易，只有朝夕跟著師父親身所感受，否則很難相信，現代真有今之古人。古代飲食文明，通透六識，後來，漸漸失傳，是因為慾望太強，亂吃一通，只管想吃，那思該不該吃？失去了對萬物的尊重，禍從口入，間接的形成掠奪、破壞、殺戮，也難怪造成天地反撲，災禍不斷。

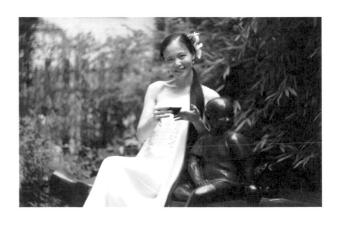

反過來，當然也可以福從口入。感謝師父，為我們開了好幾家養生模範餐廳。

　　在本書裡更大方公開累積了那麼久的飪養祕訣，食材千樣，如何烹飪；四季千變，如何修煉、修養到自然的修口。

　　師父融通六識的智慧——色、身、香、味、觸、法，放在食、衣、住、行、育、樂，生活每一個面向裡，創造了梅門幸福道場，這就是師父化人於無形、水到渠成的導引。

　　梅門的廚房裡，從主廚到洗碗、洗菜，甚至外場的服務接待人員，通通是師父一手培養出來，很多人都覺得不可思議，但事實就是如此。從當徒弟來練功，到做義工，在梅門的衣食課賞等生活志業裡擔任不同工作——教練、表演者、策展人……，一路行來，樂於接受訓練，全心服務人群。

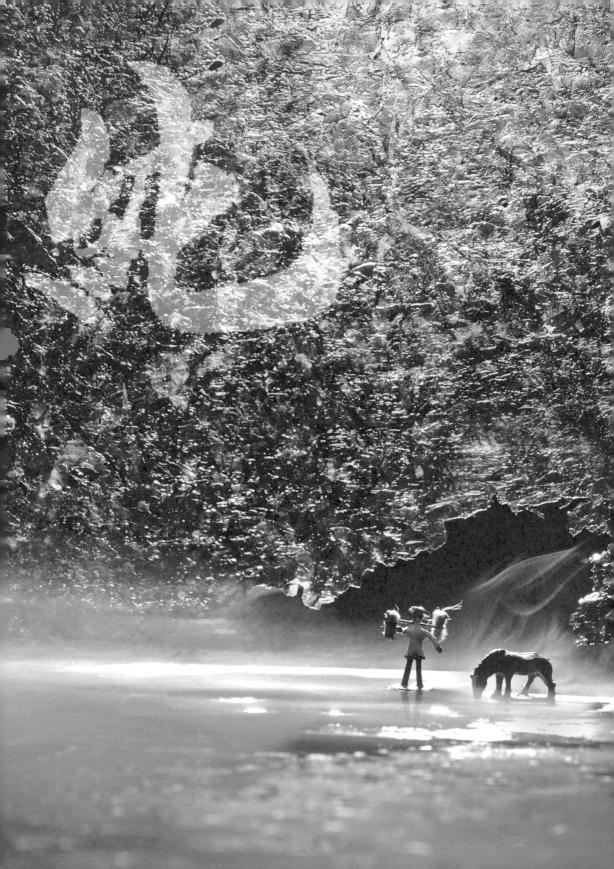

春之素養

春食之道、濃淡合宜、
適食酸味、強化肝氣、
常食綠蔬、少吃肥濃、

春而立之，默默耕耘

俗話說：「一日之計在於晨，一年之計在於春。」春天是著重「發展」的季節。我們觀察宇宙、大自然，天地萬物在此時開始生長。古人講「立春」，其意在春天要站起來，因為冬天已過，不能繼續躺著冬眠，否則便違背了大自然的規律。趁此時節，人格、志向全面發展，若還能保持默默耕耘的心境，更是修心的另一境界。

一年之始，掌握「予而勿得」的精神，事半功倍。「予」就是給予，也就

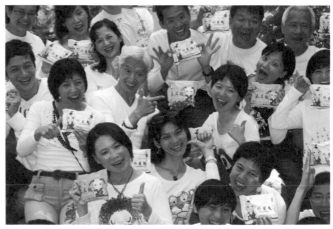

李鳳山師父和訓練有"素"的旗下大廚

是「捨」。捨什麼呢？不捨別人，捨自己——把自己給忘了！腳踏實地、以身作則、不斷行動，就是最好的耕耘！

古人有句至理名言：「但問耕耘，莫問前程。」若只對未來前程有很多期待，卻忽略當下的落實耕耘，則行動中始終存在矛盾與畏懼，做再多也無法掌握未來的結果，到頭仍是一場空！

如果還沒開始行動，就先想「得」，往往不自覺地走上使巧弄妙的狀態，結果還是無法如願。當我們做事不是為了有所得，自然會落在腳踏實地之處；夠踏實，自然容易分辨真假，遇到真

的，繼續下去，遇到假的，該掉頭立刻掉頭，該撤退馬上撤退，如此，不必算，不必想，自然知道結果！

人生追求收穫的方法不複雜，就是「低頭做事，萬事莫想，不求名利，自然而然。」一個苦幹實幹的人，即使有所得，也抱持著不敢得而得之的心境。若我們覺得尚未有所得，不必怨天尤人，唯有反躬自省：「我是不是一個努力精勤的人？」所謂「活動、活動」，人活著就是要動，千萬勿怕辛勞；要相信，在一年之始即埋頭苦幹、默默耕耘，所有的辛勤最後都會得到收穫！

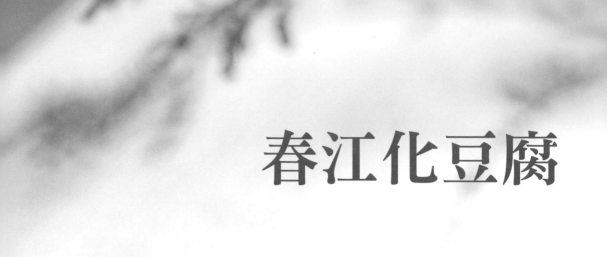

春江化豆腐

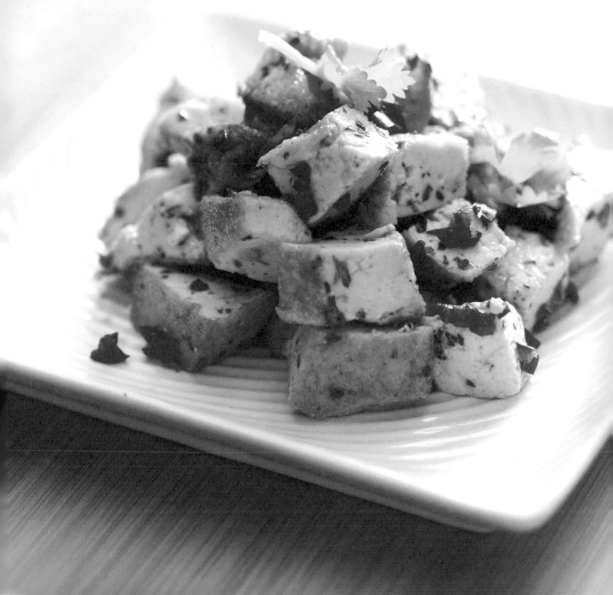

春之素養

食材

- 老薑2兩，洗淨，切細絲
- 油豆腐1斤，洗淨，切小丁
- 水100 c.c.，酌量使用
- 香菜1兩，洗淨，切段
- 紅辣椒1兩，去籽，切末

調味料

- 油1大匙
- 鹽1/4茶匙
- 醬油1茶匙
- 香椿醬2大匙

做法

1 熱鍋，下油。

2 放薑絲，以小火慢炒出薑香。

3 放入油豆腐丁，以中火炒香炒勻，再加鹽和醬油拌炒幾下。

4 沿鍋邊緩緩注水一圈，蓋上鍋蓋，轉小火燜約3分鐘。

5 最後拌入香椿醬與香菜、紅辣椒末，大功告成！

大廚上菜

春天飲食以清淡為佳，但也不能淡而無味、少油無鹽，還是要掌握濃淡合宜。吃點酸，可補強肝氣；多吃綠色蔬果，少吃油膩，可讓人情緒穩定。春天食慾大開，飲食多加小心，避免病從口入。素食不但養生也養德，懂得怎麼吃，身體無負擔！

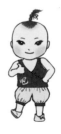

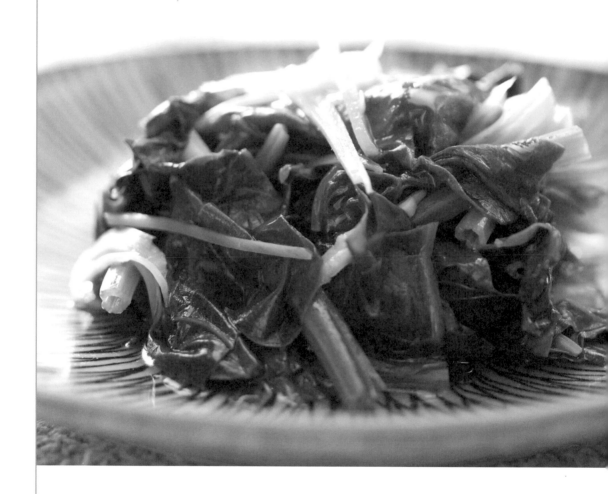

綠菠生強力

春之素養

食材

- 菠菜12兩，洗淨，切段，梗與葉分開
- 薑0.5兩，洗淨，切細絲
- 水100 c.c.，酌量使用

調味料

- 鹽1/2茶匙
- 油2茶匙（橄欖油的風味會更好）

做法

1 熱鍋，倒入水後將菠菜梗放鍋底，再鋪菠菜葉
  與薑絲，最後加鹽及水。

2 開小火，蓋上鍋蓋，燜蒸5~6分鐘，待香味飄
  出時將鍋蓋打開。

3 淋上油，拌勻即完成。

廚房二三事

修煉人心的餐廳　◎溫光成

　　很多人到我們的餐廳用餐，非常訝異我們的廚房內外，從端盤子的服務生到做菜的大廚全是義工，甚至有的是從不會洗碗、不會拿菜刀、分不清芹菜與菠菜開始從頭學起！

　　師父每天都親自試菜，除了穩定出餐的品質，更可貴的是，師父引導我們從做菜入道，並藉此調整每位弟子的個性。

　　有一回，我興高采烈煮了一鍋湯請師父品嚐，師父喝了第一口，停頓了一會兒，開口問大家：「這湯是誰煮的？」我一聽，趕緊上前請教師父怎麼回事。師父說，這湯裡有火氣。我心想，「不可能啊！我完全按照秘笈的步驟，不可能有任何差池！」於是師父叫我把步驟一一道來。聽完了，師父點點頭，又問：「煮湯前你在做什麼？」這時我恍然大悟！因為自己上爐灶前急著要去辦別的事情，所以一邊做菜，心裡一邊發急，儘管

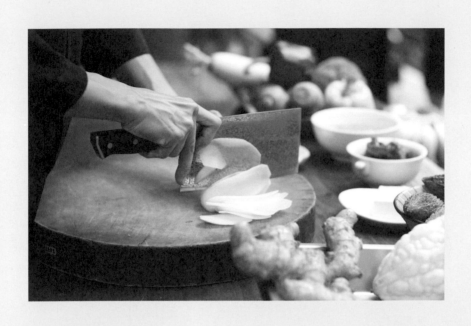

步驟絲毫不差,但火氣都入湯裡去了,不禁慚愧低頭:「師父實在太厲害了,連無形的東西都試得出來,毫不含糊!」

後來師父再次提醒,每個人做菜前一定要練功,練到心平氣和,不能帶有無名火,這是對食物的尊重,更是對客人的負責;每個人都要滿懷喜悅為人做菜,如此我們的食物才能富含正面能量。廚師的功夫與心境很重要,這也是為什麼我們的食物讓人吃了之後安定身心、能量充滿、勁道無窮!

感謝師父無時無刻、細緻深入的教導,讓我在廚房學習與團體合作,處處照見自己的問題,難怪師父說:「廚房是最好的修行場!」

春風邪毒，運氣避之

春天要特別注意保養身體，尤其要防範風、邪、毒三種病症。

何謂「風」病？冬、春交替，氣候變化無常，有時上午風和日麗，下午寒意漸起；有時晚上溫暖舒適、早上涼意襲人。因此冬春之際，容易發生中風現象。「中風」有兩種，一是關節中風，讓人動彈不得；一是腦部中風，讓人不省人事。所以春天要特別注意「避風如避箭」，不對著冷氣、風扇直吹，以免後患無窮。

何謂「邪」病？就是心中產生不正當的

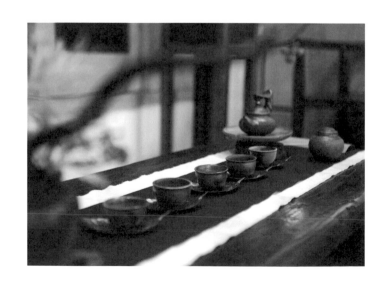

念頭。凡是對人有成見、偏見，都是邪；只要不仁、不善、不正，都是邪。現代人常有說不出名堂的病，甚至有些小孩也生起老人病，這都有可能是飲食不正常或心念不正的結果，不可不慎！

何謂「毒」病？春天容易中毒，一般人不解毒從何來？其實就是從食物而來。春天勞動耕耘，胃口大開，很多人喜歡大魚大肉地吃，現在的肉類不比從前，稍一不慎，就病從口入了！

春天須慎防「風、邪、毒」，練氣有助我們快速轉換，將冬春二氣與自己體內的氣融合一體，達到身心完美的協調。春天練氣也最容易增長功力。如果實在不懂得練氣，早上起來散散步，也能達到天人一氣，打成一片的效果。

許多人隨著時間，漫不經心地過著，年輕時追求狂歡、放縱，宣洩壓力；年紀大時，意興闌珊，年復一年。這樣的生命不但沒有意義，也容易產生問題。所以，我們在每一年的開始，都要問自己，是「老化」了一點，還是「老練」了一點？真切地反省自我，重新整理，再度強化「運氣」，使「氣」愈「運」愈通，愈「運」愈順，才能使氣象煥然一新！

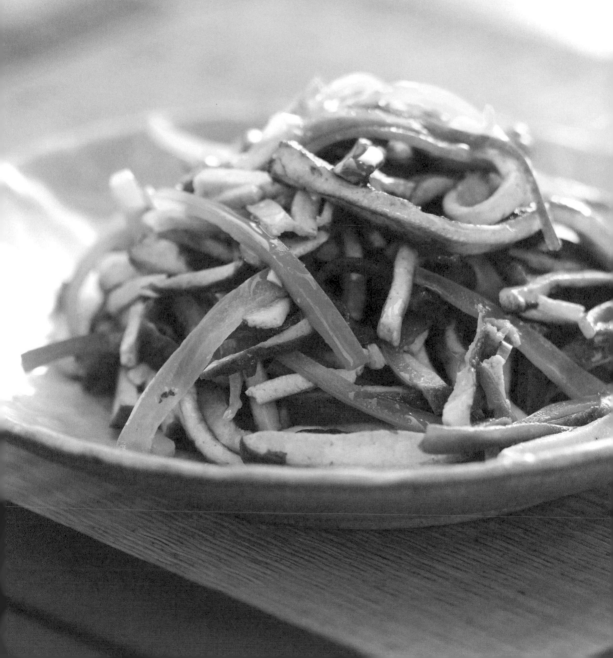

雙嬌細思量

春之素養

食材

- 五香豆干半斤，洗淨，切細絲
- 青椒2兩，洗淨，對切去籽，切細絲
- 紅甜椒2兩，洗淨，對切去籽，切細絲
- 水250 c.c.

調味料

- 油2大匙
- 醬油2大匙
- 香油1茶匙

做法

1 熱鍋，下油。

2 放入五香豆干絲，以中火炒至金黃，香氣透出。

3 轉小火，注入醬油，炒香。

4 放入青椒及紅椒，炒勻。

5 加水，蓋鍋，續燜煮3分鐘，收乾水份。

6 起鍋前，淋香油，增添美味。

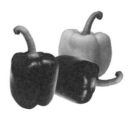

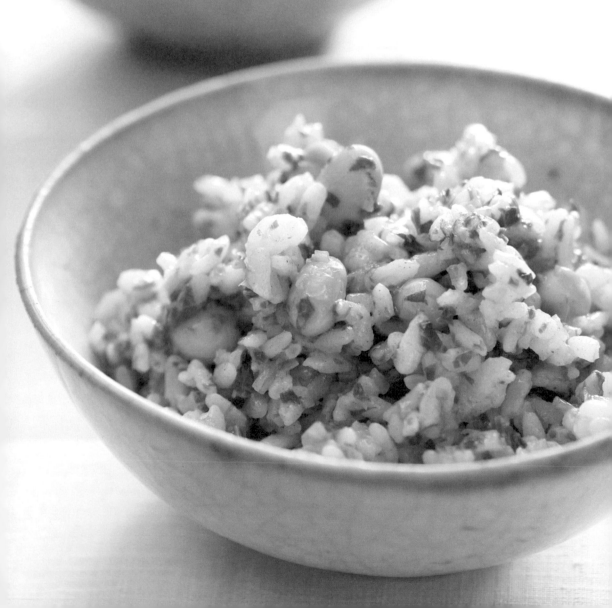

翠綠相生飯

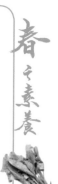

春之素養

食材

- 白飯4碗
- 青江菜8兩，洗淨，切小段
- 毛豆3兩，洗淨，川燙至透（約8分鐘）
- 水500 c.c.，酌量使用

調味料

- 油3大匙
- 鹽1茶匙
- 白胡椒粉1/3茶匙
- 香油1茶匙

做法

1 熱鍋，下油。
2 放入青江菜、毛豆，以中火翻炒至菜香透出。
3 灑鹽、白胡椒粉，拌炒後再加水，蓋鍋燜2分鐘。
4 打開鍋蓋，放入白飯，以鍋鏟將飯攪拌弄鬆，並與菜拌勻。
5 再蓋鍋，轉最小火，燜1分鐘後略翻炒，避免燒焦。
6 重複步驟5，翻炒3次，至菜與飯融合一氣。
7 起鍋前淋幾滴香油，更加可口。

廚房二三事

格物精神　◎葉文玲

　　以前我是一個家庭主婦，只煮飯給家裡的人吃，但師父給我很多磨練機會，除了指導我的烹調技巧，更可貴的是不斷地調整我的心境與性格，讓我從做菜中學習為人處事的道理。

　　印象很深的一次，煮了一盤餃子請師父品嚐，師父吃得很慢，終於吃完餃子，有人把師父的碗收走了，這中間師父處理了好多的事情，過了好一會兒，我從廚房出來跟師父打招呼，師父開口問我：「麵湯水呢？」我一開始發愣，不明白師父的問題，師父又問：「剛剛煮餃子的麵湯水哪裡去了？」我一驚，因為麵湯水已經被我倒掉了！師父聽完搖搖頭：「吃餃子就是要配麵湯水，原湯化原食，這裡面有養生的祕訣呢！更何況，沒有這鍋水，也沒有好吃的餃子，所以我們不能忽略幕後功臣，要好好享用它，實在享用不完，再拿去洗鍋子，又可以把鍋子洗得很乾淨，不

信你們試試看！」

聽完了，我感到好慚愧。煮了多少回的餃子，從未珍惜過那鍋麵湯水。師父卻不厭其煩地提醒，讓我們從每個細節學習關照與珍惜，做到真正的格物。

廚房工作與一般上班不同，每天面對油煙火氣的工作環境，如果沒有鍛鍊，身體累積的火氣排不出去，很容易變得脾氣暴躁。剛開始覺得，我可以做很多其他的事情，為什麼要分派我做這麼勞力的工作，心裡難免有怨言；但師父比我們更有耐心，每天都教我們如何做出食物的正味，有時候，師父甚至親自動手，讓我們知道如何調整，師父的耐心感動

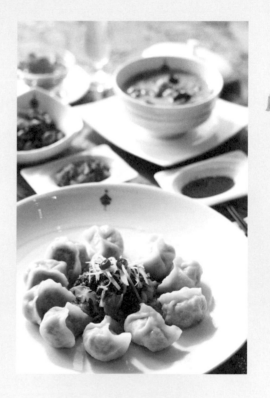

了我，我發現只要自己虛心學習，天天都有收穫。慢慢地，我覺得做菜給別人吃是很開心的一件事情，也不再有壓力或得失心，只要抱持喜悅的心情，都能做出好吃的菜！

春季調養，肝膽相照

依照中醫五行及臟象理論，春天是肝臟氣血旺盛之時。「肝」是人體五臟之一，其功能藏血，故有「血海」之稱。健康的肝，能夠舒筋活血，排毒泄濁，幫助脾胃運化。所以肝臟功能好的人，必然筋骨堅韌，眼睛明亮，指甲有光澤。

肝臟機能的盛衰在春季特別容易彰顯。譬如皮膚枯乾、多斑、臉色偏青、雙目昏黃發赤、頭髮乾燥、眼耳昏迷、指甲呈綠色、手指根部泛紅、手掌呈灰色等這些現象，都表示肝臟機能有偏差，要特別注意肝的保養。

古人講：「肝膽相照」，肝不好傷膽，膽不好傷肝。肝好的人有魄力、有精神，思考集中。但是肝不好，會影響膽的作用，從生理影響到心理，使人容易膽怯，膽怯的人，處理事情容易躊躇，一躊躇不前，就是無膽了！所以

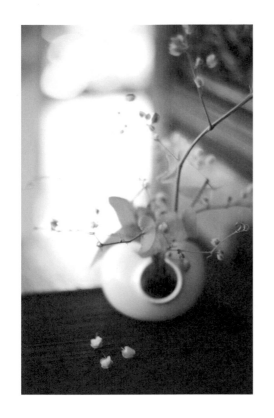

如果不知修養之道，長期累積，心硬造成身硬，最後就形成肝硬化了！相對地，肝功能不好的人，因為眼不清，目不明，容易疲倦，思維紊亂，所以也容易急躁發怒。身心是相互輝映的，要特別注意！

肝膽不順者，在春天用心調養，最能達到修復作用。除了多吃點酸味及綠色蔬菜，練氣更是直接有效的調養方式，其效果非常微妙，生理上可以幫助我們直接調活肝臟，練著、練著，也能由生理而進入心理，再由心入身，兩相輝映，相輔相成，使我們的內外都達到平和！

養肝可以壯膽，這個「膽」包含身體的、以及心理的「膽」。

此外，一個脾氣不好的人，通常肝也不會太好。因為心不夠輕，身不夠鬆，所以難以輕鬆，容易上火。

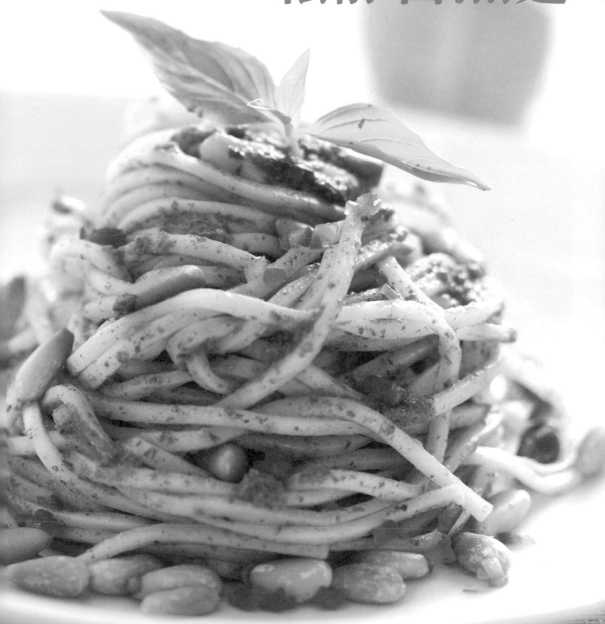

鬆靜自然麵

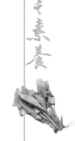

食材

- 大豆植物奶4大匙
- 松子1.2兩
- 將九層塔葉子摘下約2兩，洗淨，川燙後瀝乾，若冰鎮則鮮度更好

- 麵乾4把
- 紅甜椒半顆，洗淨，去籽，切小丁，川燙（約8分鐘）
- 熱水40 c.c. + 1鍋煮麵的熱水

調味料

- 油150 c.c.（橄欖油風味較佳）
- 鹽1茶匙
- 黑胡椒粉1大匙

做法

1 以熱水40 c.c.沖泡大豆植物奶，攪拌均勻備用。

2 熱鍋，將松子乾炒至金黃(不需用油)，盛出待涼，先預留1大匙最後裝飾用。

3 將其餘松子、150 c.c.油倒入果汁機，邊攪拌，邊一點一點地加入九層塔及1茶匙鹽，打至呈現泥狀之青醬，盛出備用。

4 再備一鍋熱水，待水滾放入麵條，煮熟撈起放入碗中。

5 將步驟3完成之青醬，依個人口味濃淡，沖泡好的大豆植物奶酌量淋在麵條上，灑點黑胡椒粉，快速攪拌均勻。

6 最後灑上紅椒丁、預留的松子，就完成了色香味俱全的佳餚！

◎大豆植物奶通常在有機店比較買得到，雖然有點不方便，但可取代奶油，香味較正，也較健康。

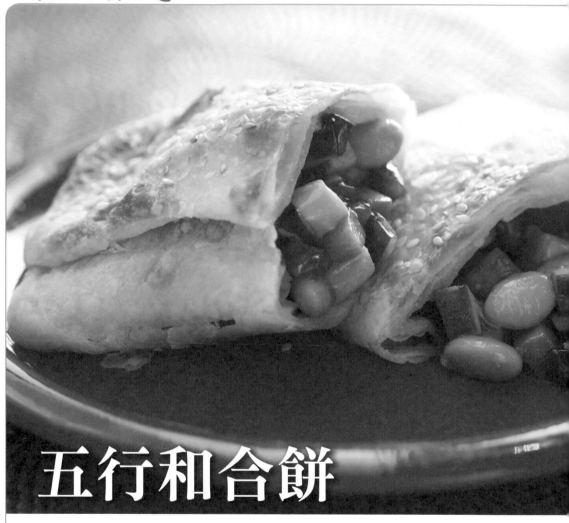

五行和合餅

 食材

（建議切丁小於1公分）

- 紅蘿蔔2兩，洗淨，切小丁
- 五香豆干2兩，洗淨，切丁
- 沙拉筍2兩，洗淨，切丁
- 黑木耳2兩，洗淨，切丁

- 毛豆2兩，洗淨，川燙至透（約8分鐘）
- 老薑1兩，洗淨，切末
- 4張燒餅，切對半（可向燒餅店購買）
- 水，酌量使用

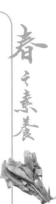

調味料

- 油2大匙
- 辣豆瓣醬1茶匙
- 醬油3大匙
- 白胡椒粉少許
- 蓮藕粉適量，加少許水勾芡（風味較太白粉佳）

做法

1 熱鍋，下油。

2 倒入紅蘿蔔丁，以中火燒到紅蘿蔔丁呈橘色，與油相融。

3 加入豆干丁，炒至微黃。

4 依序放入筍丁、黑木耳、毛豆，炒香。

5 放入薑末，炒香。

6 倒入辣豆瓣醬、醬油，灑白胡椒粉，炒出香味。

7 加水蓋過食材，開大火，煮滾。

8 蓋鍋蓋，轉小火燜約5分鐘。

9 稍微收乾湯汁，最後勾薄芡，盛出放盤。

10 燒餅上面噴點水，置入小烤箱，170度烤5分鐘至金黃色。

11 最後依個人喜好之份量，將食料填入熱騰騰的燒餅口袋中。

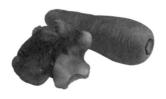

廚房二三事

物盡其用　◎李光盈

我原來是學音樂的，從小開始，我的手不用做家事，只要吹笛子、彈鋼琴、玩樂器，沒想過自己會進廚房做菜。剛開始學做菜是替師兄姐做員工餐，一個禮拜一次，因為什麼都不會，所以每次都按照師父的「祕笈」，煮一大鍋蕃茄豆腐湯，再煮一大鍋麵，做了好幾個月，師兄姐不但吃不膩，還經常表達他們的期待，讓我感受到師父的食譜實在太厲害了！連我這種廚藝門外漢，依樣畫葫蘆也能得到大家的稱讚。

後來進一步到餐廳排班，因為常玩樂器，大家說我的手巧，安排進入點心組，從一開始揉麵不成團，到慢慢學會擀餃子皮，包水餃、做饅頭……，也逐漸做出興趣來。

在廚房，師父教我們格物。煮豆漿上面的那層皮都要留下來，師父教我們用這層皮來作料理，取了「皮中趣」的名字，表示從豆腐皮

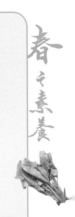

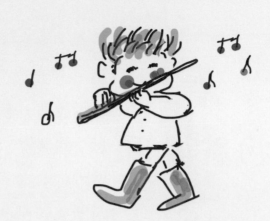

的料理研發過程中找到無盡的樂趣。每次做「皮中趣」都會剩下一些碎料，大家也會留下來。有一天我清冰箱時，發現一大堆「皮中趣」的碎料，聯想到一種樂器的名字叫做口笛，它是竹子利用完的廢料，黃枯竹或小水竹製作，短短小小的，卻能表現出非常優美的旋律及活潑熱烈的曲調。師父說，任何東西都可以物盡其用，就看你的用心，所以我把這些碎料做成一道好吃的料理，

大家吃得很開心，當我分享口笛的故事時，有位師姐就說：「我們很多人都是身體快報銷了才來道場，師父也是廢物利用！」另一位師兄就說：「不是啦！是環保再生，我們都再生了！」

梅門的廚房很有趣，大家天南地北談的都是讓人長進的話。如果不是師父給我機會，我這個學音樂的人也許一輩子都不會發現原來做菜也可以得到這麼大的樂趣！

45

春補酸綠，濃淡合宜

春天耕耘，從緩和中慢慢滋長新的生命，古云：「一年之始不犯殺」，就是告訴我們，春天應當順應大自然「生生不息」的氣象，不犯殺氣。也就是說，我們做所有事情，努力的方向，不要對任何東西造成毀滅的結果。各行各業，所行所為，最好都朝向「生」的領域去下功夫。故飲食也以不殺生為原則，若能完全素食就更理想了！一則以養生，一則以養德。若能如此做到，便能順著天地生發之氣，身心蓬勃發展。

中國人的飲食養生原則講究濃淡適中。

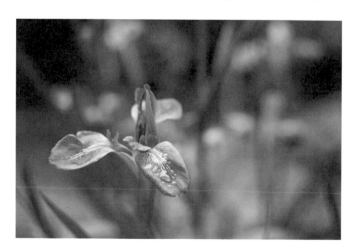

「濃」則過頭，「淡」則剛好，但是也不能淡而無味。當濃到一定程度時，就要回歸於無。因為過濃造成積壓太多，會產生反彈現象，此時就得歸零，不能再繼續吃，不然就受傷了，先停一段時間，直到濃度變淡了，才能開始再吃。保持淡而長久，才是最合宜的養生。

春天特別適合吃點酸，因為「酸」入「肝」，春天為養肝最佳時節。所以，適度的酸有助於調理肝臟功能，但千萬不能酸過頭，過頭反而又傷肝了。

春天也要多吃綠色蔬菜。尤其對一個有心鍛鍊的人，飲食愈清淡愈好。蔬菜可以讓人情緒穩定，保持常態，不易暴躁。一個隨時保持心情平和的人，才能輕鬆地應付各種突發狀況。古人說：「藥補不如食補，食補不如功補。」飲食固然要注意，但最重要的還是自我鍛鍊。古時候的修煉家，修到最後，愈吃愈少，但仍身強力壯，可見食物在精不在多。

中國老祖宗早已明示，素食乃養生天機。許多古人的養生觀沿用至今，仍歷久彌堅，如：不爛不食、不透不食、不熟不食等，飲食烹調除注重色香味，更重要的是如何提升其化力，使養份能充分被吸收，深入滋養臟腑，達到最佳的養生效果。

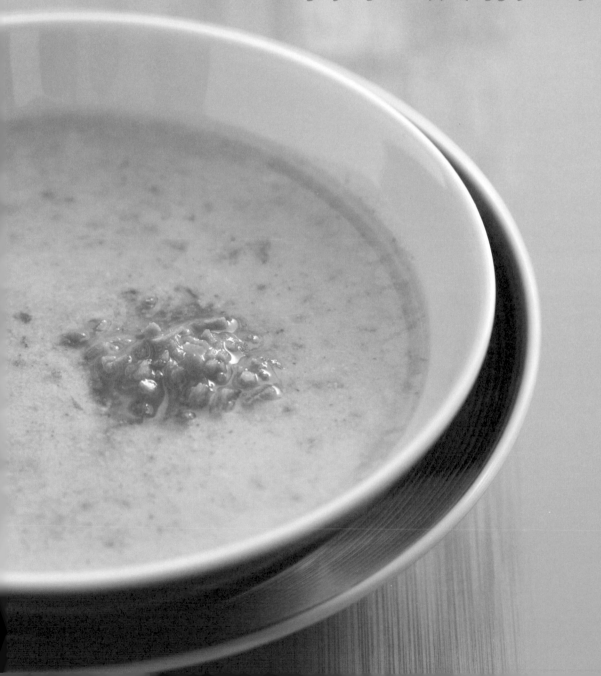

青花濃情湯

春之素養

食材

- 白花椰菜4兩，洗淨，切小朵，川燙（約3分鐘）
- 綠花椰菜半斤，洗淨，切小朵，川燙（約2分鐘）
- 毛豆4兩，洗淨，川燙（約2分鐘）
- 馬鈴薯4兩，洗淨，削皮，切細丁
- 紅蘿蔔2兩，洗淨，削皮，切細丁
- 水200 c.c. + 500 c.c. + 1000 c.c.

調味料

- 鹽2茶匙
- 白胡椒粉少許

做法

1 將白花椰菜放入果汁機，加200 c.c.水，打成漿狀，盛起備用。

2 將綠花椰菜、毛豆放入果汁機，加500 c.c.水，打成漿狀，另外盛起備用。

3 準備一鍋熱水約1000 c.c.，陸續加入馬鈴薯、紅蘿蔔、白花椰菜漿，以大火煮滾。

4 轉小火，蓋鍋蓋，續煮至馬鈴薯化開（約30分鐘）。

5 打開鍋蓋，加入綠花椰菜毛豆漿，開大火。

6 煮滾後馬上轉小火，續煮10分鐘，中間要小心翻動，避免鍋底燒焦。

7 最後加鹽調味。

8 享用前灑少許白胡椒粉可增添風味。

◎家中若有調理機，也可將馬鈴薯與紅蘿蔔放入切丁，但手工切出來的小丁有愛心，調理機切出來的小丁無生氣，煮出來口感仍然不同。不妨耐著性子，練刀功也煉心，把自己的穩定及耐心注入所調理的每一道菜！

酸白平衡湯

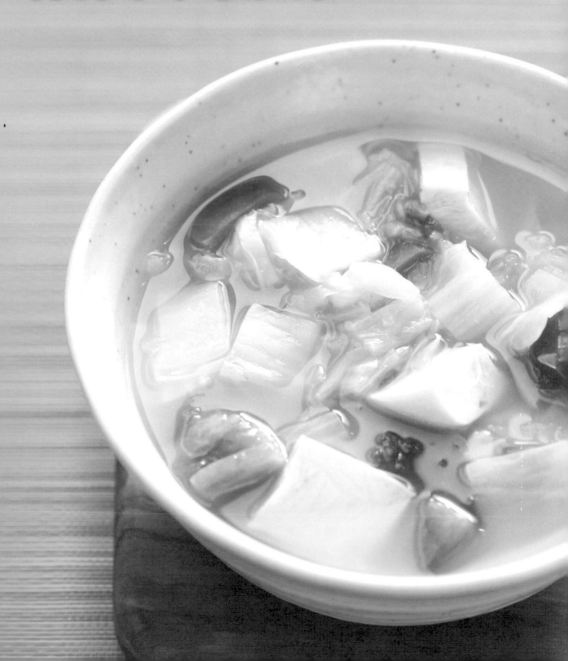

春之素養

食材

- 傳統板豆腐3田,切成小方塊,放進冷凍庫冰半天以上
- 紅蘿蔔3兩,洗淨,削皮切丁
- 白蘿蔔3兩,洗淨,削皮切丁
- 蕃茄6兩,洗淨,切小塊
- 水5000 c.c.
- 玉米1條,洗淨,分三段
- 酸白菜8兩,洗淨,切小塊
- 大白菜8兩,洗淨,切小塊
- 薑1兩, 洗淨,切末

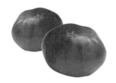

調味料

- 油3大匙
- 鹽2茶匙(依每家酸白菜鹹度調整)

做法

1 熱鍋,下油。
2 放入紅蘿蔔,以中火燒至油與紅蘿蔔相融。
3 放入白蘿蔔炒香。
4 放入蕃茄炒至出水後,盛起備用。
5 將水倒入,依序放入玉米、酸白菜、大白菜及炒好的蕃茄蘿蔔轉大火煮滾。
6 凍豆腐放在最上面,以免被壓碎。
7 待水再次煮滾後,蓋鍋,轉小火,續煮30分鐘,將玉米撈除。
8 加薑末,再煮至所有食材熟透(30分鐘以上)。
9 最後加鹽提味即可。

廚房二三事

在服務中落實助人　　◎蔡金亞

餐廳的客人時多時少，多的時候幹起活來起勁些，沒客人時心情就受影響，記得有一回，某位師姐晚上下工後跟師父報告：「今天忙了一天都沒賺到錢！」

師父就問：「今天妳渡了多少人？」

師父提醒我們，如果想賺錢，有更快的方法，我們開餐廳的目的是為了助人，只要能渡到一個人，賺不賺錢都是其次。所以，有客人時要盡情接待，就算是一個客

人也要讓人感覺賓至如歸，客人少正好可以跟客人聊聊天；沒客人時正好反省，是不是我們不夠盡力？心情不夠穩定？大家不夠團結？仔細想想我們哪裡可以做得更好。

記得有一個下雨天，客人一直沒上門，自己心情有點被影響，好不容易來了三個客人，我才剛想：「今天生意真差！」馬上就想起師父的話，當下心念一轉：「起碼還有三個人呢！」便開心

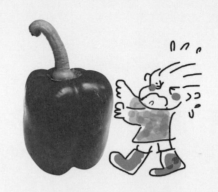

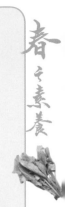

地去接待客人。其中一位坐著輪椅，我好希望他的身體可以好起來，就趁機會告訴他們平甩功的好處，盡情與他們分享師父的養生之道，客人也感受到師父助人的種種用心，非常感謝師父，喜悅之情溢於言表。沒想到才與這桌客人聊完，客人就絡繹不絕地上門了！這時深深感受到師父的教化與落實的力量。

師父說，以前很多修成的羅漢身上都背著鍋碗瓢盆，

廚房的工作水裡來、火裡去，正好修。我們從研發菜色、製作餐點、餐盤清洗等各個細節都秉持高度服務的精神，處處都在為人著想。

很感謝師父讓我有機會在餐廳裡學習，我從工作中學到的不僅僅是服務經驗，更重要的是，我學到了助人的精神。

春調五色，營養均衡

素食可以吃得均衡、健康又開心。一般而言，素食的三大主食是豆類、果類和蔬菜類。素食者一定要注意三類搭配食用，不能偏食。

豆類的某些營養成份，需靠果類及蔬菜類食物的搭配食用，才能為人體吸收，若偏好豆類，不食其他二類，營養容易沈澱，排不出，也化不了。偏好蔬菜，不吃豆類與果類者，體能較差，精神不易集中；偏好果類，不吃蔬菜與豆類的人，體內蓄積陰涼，久之缺乏勁道，感覺無力。所以三大類食物都要攝取，才能達到營養均衡。

古人養生尚有祕訣！也就是五色的概念。每天飲食配合五種顏色——青、赤、黃、白、黑，就掌握了營養的平衡。剛開始吃素的人，身體尚未充分調適，可能容易產生飢餓感，或是熱量不足的現象，這時可補充堅果類食品，放入口中慢慢嚼

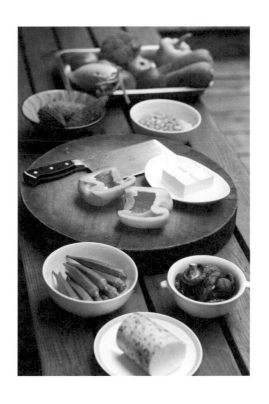

化，不但可以止飢，也能有效補充能量。

有些人想吃素卻難堅持，常說是環境不允許，或說是為了不給人造成不便。甚至有人引用古代濟公活佛的例子：「濟公喝酒吃肉，不也修煉成佛？」曾有出家人想效法濟公「我佛心中坐，酒肉穿腸過」，濟公說：「差矣！差矣！吾性已空，您空了沒？」如果我們自忖心性未空，與活佛有天壤之別，怎能依樣畫葫蘆？

一般人只想學自己做得到的事物，對一時難以做到的事物，不是根本不想學，就是學了也無法堅持。當我們始終處於我執的情況下去探討事物的真相，已然與真理失之交臂！

濟公之性已空，無論酒肉，吃進肚裡都跟吃素一樣。但一般人未達此境，所以為了自己的健康與順利的修行、修煉，還是請大家一起加入吃素的行列吧！

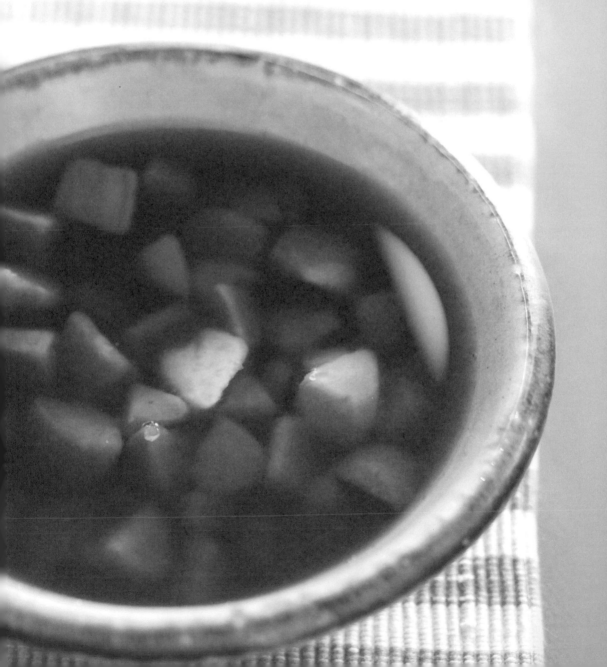

腳踏實地湯

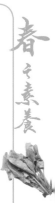

食材

- 地瓜半斤，洗淨，削皮，切小滾刀塊
- 水2600 c.c.

調味料

- 冰糖2.5兩
- 薑1兩，洗淨後切片

做法

1 將冰糖放入鍋中，以小火煮化。

2 放入地瓜，加水蓋過食材10公分以上，開大火煮滾。

3 加入薑片，續煮30分鐘即可熄火。

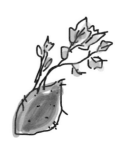

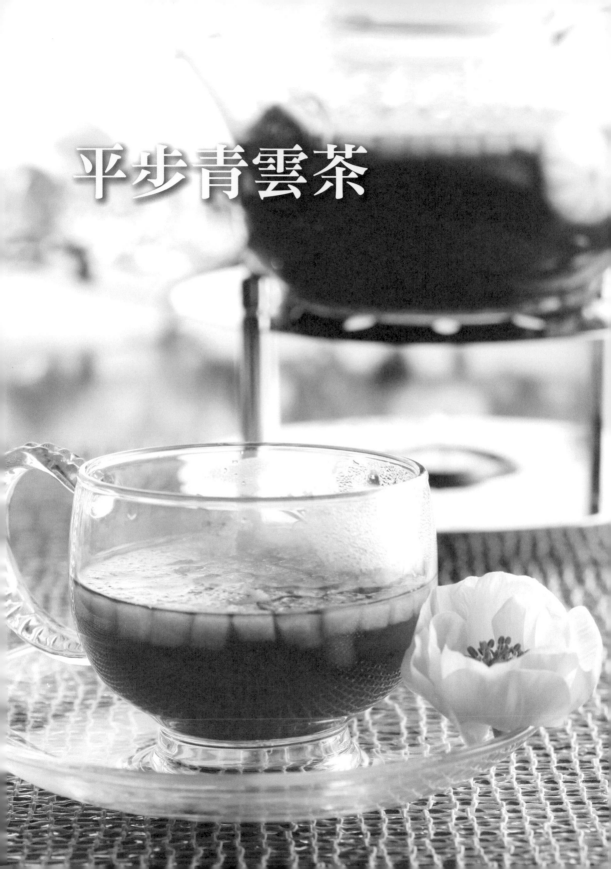

平步青雲茶

春之素養

食材

- 紅茶葉1大匙（以斯里蘭卡紅茶之風味最協調）
- 熱水500 c.c.
- 蘋果1/3顆，洗淨，切丁

調味料

- 水果果醬2大匙，以帶有酸甜口味為佳，諸如桔醬、百香果醬、水蜜桃醬等，可依個人口味變化
- 冰糖1茶匙
- 檸檬1/2顆，洗淨去籽，榨出含果肉的檸檬汁

做法

1 將紅茶葉以熱水500 c.c.浸泡7分鐘後，過濾茶葉，留下茶湯備用。

2 將茶湯及蘋果丁放入鍋中，小火熬煮至蘋果香氣出來。

3 續加入水果果醬，攪拌至完全融化。

4 加入冰糖，攪拌至完全溶解後即可熄火。

5 起鍋前加入檸檬汁增添風味。

廚房二三事

用食物傳遞愛心　◎王昭文

　　很多人問師父：「為什麼開餐廳？」師父說，病從口入，現代人吃太多人工調味料和香精，最後生了怪病都不知原因，我們開餐廳是為了示現教化，做到為人著想，所以一定要注重養生，讓大家吃到食物單純的原味，而不是調味料的味道。如此一來，就算是炒青菜這樣簡單的料理，也能將食材本身的香味和精華提煉出來，讓人感覺到它的豐富與滿滿的能量！

　　我在梅門食踐堂服務，有一次，一家人第一次來用餐，一來就說趕時間，什麼快就出什麼。主廚趕緊用最快的速度上菜，吃著、吃著，原來說很趕的，好像忘了時間，坐了好一會兒才離開。

　　第二天，這對夫妻再度光臨，這回兩人挺悠閒，太太拿著菜單慢慢翻，一邊問先生：「今天要吃什麼？」先生說：「跟昨天一樣。」太太就把外場的師兄招過去，

描述昨天吃的食物，師兄把菜單翻到炸醬麵那一頁，先生突然問：「你們這是素食餐廳？」師兄點點頭。先生馬上說：「不可能！我昨天明明有吃到肉！」經過師兄一再說明，我們的菜不但沒有肉，連素料也沒有，先生感到不可思議，又點了同樣的餐點。

吃完後，先生連連稱讚：「真是好吃！跟我想像的素食完全不一樣。」太太說：「我吃素，可是我先生不喜歡吃素，這是他第一次稱讚素食好吃。我們以後會常來。」

過了一會兒，師兄要去收餐具時，看到他們用剩下的醬料在盤子上畫了一顆愛心，他們說：「我們要送一顆愛心給你們，因為你們的食物裡充滿了愛心。」當盤子傳回內場時，大家都覺得非常感動！

師父常告訴我們，要用愛心料理食物，沒想到，真的有客人吃得出我們的愛心！而且，用一餐的努力，就能讓一個原來不吃素的人改變觀念與態度，所有的辛苦都是值得的！

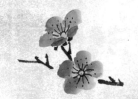

烹調有方

「色香味化養」俱足美味健康的條件。

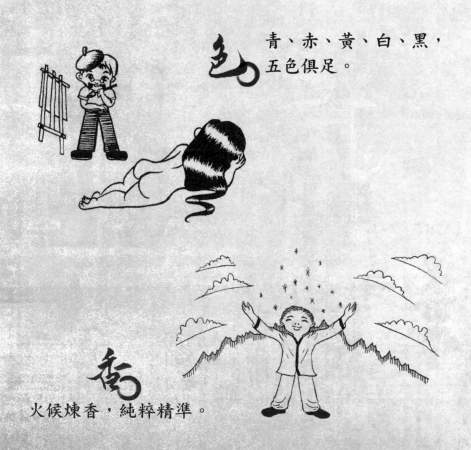

色 青、赤、黃、白、黑，
五色俱足。

香 火候煉香，純粹精準。

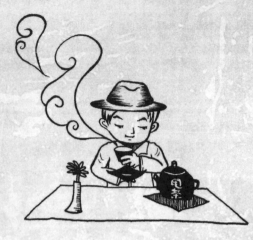

味

酸、甜、苦、辣、鹹、淡，
不離正味。

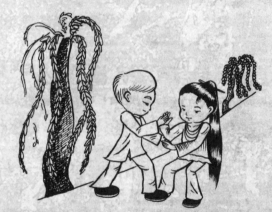

化

刀功烹調，消化運化。

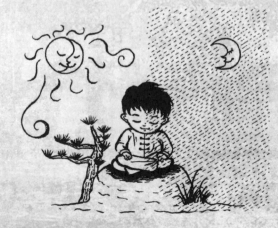

養

輕鬆吸收，自然養生。

圖：柳廷芸

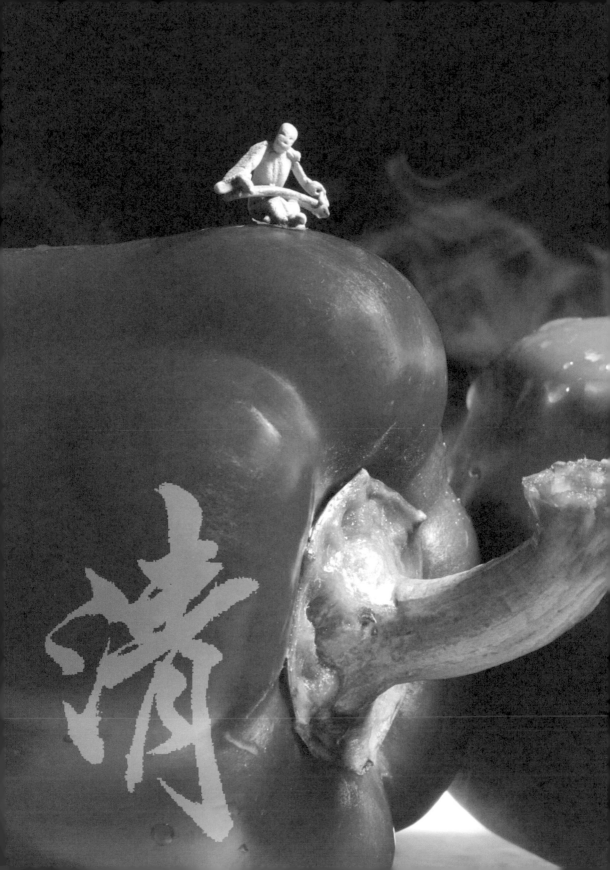

夏之素養

夏食之道，清淡降火，
宜食苦味，通暢心氣，
飲食多紅，細嚼慢嚥。

夏勁十足，醞釀火候

天地萬物在夏天漸趨成熟，一片欣欣向榮！春天耕耘的一切，到夏天都成長了！這是一個動力旺盛的季節。以人來講，也是加把勁的時候到了！但，夏天加把勁跟春天努力耕耘，在做法上各有重點。春天的時候什麼都還未開發，所以我們火力全開、辛勤耕耘；夏天時自然的力量蓬勃發展，除了小心翼翼去感覺外，還要懂得等待，千萬不可躁進，揠苗助長。

此時，大自然的火力愈來愈盛，人如果不懂調適，會愈來愈火大！練氣調息以及合宜的飲食皆有助於降火，但調理根本之道，還在養心。

在五行中，夏天正是養心時機，脾氣少發一點，個性收斂一點，腳步放慢一點，人不容易發火，也就不會傷心。

俗話說：「心靜自然涼。」我們的情緒和念頭，會影響外在的感官。譬如身

體感覺燥熱時，保持情緒穩定，念頭安詳，燥熱的感覺會逐漸消失，也不會有大汗淋漓、焦慮不安的現象了！其關鍵便在心的作用。

又如一個怕冷的人，如果拚命再多穿衣服，攜帶暖

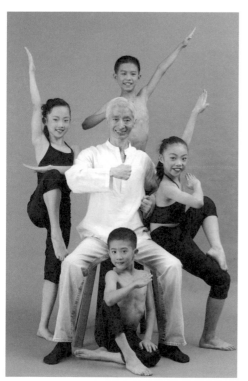

接受試煉，樂觀進取

包上下功夫，始終還是覺得冷，甚至愈來愈怕冷。但如果明白修「心」的道理，修養情緒、念頭，甚至行為，便可能改變身體感官，也就是在心境上加溫──對人多關心一點、多熱情一些，慢慢地，心性的溫暖會影響身體的溫度，久而久之，也會變得比較不怕冷。

人的毛病大多跟情緒有關。從修養的觀念來看，「心」乃萬法根本，想要真修實煉的人，一定要讓心先安定下來，心定神聚，氣行順暢，自然心平氣和！

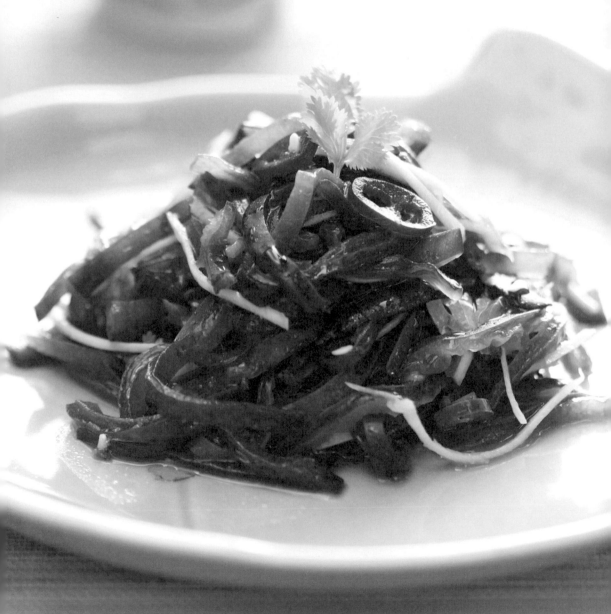

夏之素養

食材

- 木耳半斤，洗淨，切絲川燙3分鐘後瀝乾
- 嫩薑0.5兩，洗淨，切細絲
- 辣椒0.3兩，洗淨，切絲
- 香菜0.5兩，洗淨，切末

調味料

- 山葵醬2大匙
- 醬油3大匙
- 糖1大匙
- 香油2大匙

做法

1 山葵醬與醬油、糖拌勻備用。
2 將木耳絲、嫩薑絲、辣椒絲放入一個大碗。
3 倒入步驟1的醬料，再淋一點香油，輕輕地拌勻，靜置15分鐘以上。
4 上桌前，灑上香菜調色，即大功告成。

大廚上菜

夏天消耗大，飲食清淡、少吃一點，可減輕身體負擔；苦味可調心氣，紅色蔬果可補血強心，燥物、發物盡量不吃，可保腸胃輕鬆。氣候炎熱，人易心浮氣躁，細嚼慢嚥有助穩定心情，亦可避免飲食過度。

苦盡甘自來

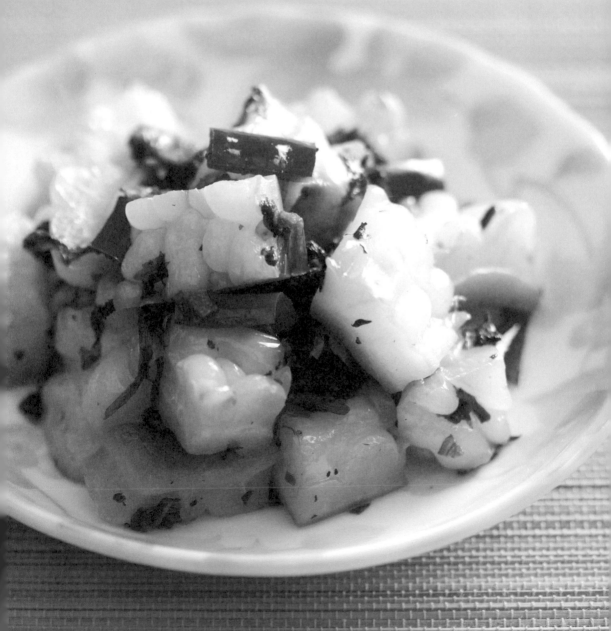

夏之素養

食材

- 白玉苦瓜1斤，洗淨，去籽，切小方塊
- 辣椒2條（約0.2兩），洗淨，去籽，切小段
- 濕梅干菜2兩，用水漂洗，瀝乾，切小段
- 水，酌量使用

調味料

- 油2大匙
- 醬油2大匙
- 白胡椒粉少許

做法

1 熱鍋，倒入2大匙油。
2 放入辣椒、梅干菜，炒至香氣透出。
3 放入苦瓜，沿鍋邊注入醬油，再灑白胡椒粉，拌炒均勻。
4 沿鍋緣加一圈水，蓋過食材1/3高度。
5 煮滾之後轉小火，蓋鍋，燜至熟透即可起鍋。

◎ 經過油炸的苦瓜，外型較易維持原樣，口感較好，稍微燜一下就能軟透。若不想油炸，做菜時間會稍長一些才能燒透，但外型就沒辦法維持了。

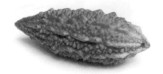

廚房二三事

用心修出來的食物　◎徐英豪

　　來梅門之前，我完全不會做菜，是個典型飯來張口，茶來伸手的大少爺，剛開始進廚房從切菜、洗菜做起，笨手笨腳的，完全不敢想像自己在七年後，竟然能當上主廚，連自己的父母都不敢相信！

　　原本來道場是想跟著師父修行，同時一展所學，被派到廚房時，不曉得這件事情與修行有何關。一般餐廳大廚只有一個，但梅門餐廳的大廚是由幾位輪流擔任，合作難度相對提高，剛開始，廚房內場火藥味很濃，有一次晚上開會，大家為了諸多細節意見不同，師父聽了各方說法之後，問我們：「你們看那十八羅漢，修得這麼好，為什麼還要有十八個呢？」

　　「因為每個羅漢的個性都不一樣。」「他們修法都不同。」「大家湊在一起就完美了。」

　　一邊說，大家也就明白了師父的意思。師父告訴我

們，道場師兄姐的個性不同，才能產生各種互動，讓我們從每個面向學習人與人之間的交流，不斷地互相調整，能夠以更寬廣達觀的心境合作無間、發揮團結的力量，這就是修。

感謝師父讓我秉持修行的精神從事各種志業。在烹調上，師父教導我們的理念超乎平常，師父說：「天地萬物創造那麼多食物，各有其味，調味料是要提味，不是要蓋過食物的原味，這樣我們才能品嚐到食物多樣化的美味，這也是我們對大自然創造萬物的敬畏。」

我感受著師父的話語，經常琢磨如何用最簡單的調味，來把食材原本的味道給「提」出來，如此一來，做菜更具挑戰性。然而，最開心的莫過於我可以很自信的告訴大家：「這是我們用心『修』出來的料理，您可以吃得很安心！」

夏養元氣，避風避冷

俗話說：「早睡早起身體好。」在夏天更是如此。這時氣候炎熱，但早晚略帶涼意，一大早醒來，不要睡回籠覺，立即起身去接受早晨的涼空氣，不僅身體會感覺舒爽一點，隨著氣溫從涼到溫暖，溫暖到最熱，人體也可逐漸適應。如果睡到很晚才起床，氣溫已升高，身體感覺燥熱，便容易產生貪涼的心態，貪涼容易失去謹慎，不小心就受涼了！

夏天許多人喜歡戲水，感覺可以藉著涼水消暑氣。但很多平時缺乏鍛鍊，到夏天卻經常泡涼水、游泳的人，反而容易著涼、感冒。因為全身泡得涼涼的，一離開水馬上接觸陣陣熱風，冷熱溫差大，很容易就會傷風。所以，夏天貪涼，得不償失！

由於天氣燥熱，有些人光坐著都滿身大汗。一般人不想流汗，所以吹風扇、開冷氣。但夏天流汗有其學問——可

以流小汗，不宜流大汗。其道理為何？夏天屬火，火氣旺，流小汗有助釋放心火，將體內不好的穢物往外排出。但汗流過多，若不懂得補充，容易損傷元氣，影響健康。

這也是練氣與一般運動不同之處，練氣之人，該流汗則流汗，不該流汗即不會流汗，氣會平衡我們的身體。流汗時還要注意，不要正對風吹，因為風透過汗濕入皮，易生皮膚病；入肉，易生肉病；入骨，生骨病；入臟腑，生臟腑病。很多人不明究理，一邊運動得大汗淋漓，一邊吹電風扇，一邊猛灌冰水，當下大呼過癮，卻不知已悄悄埋下風溼的病因，久而久之，風氣愈走愈深，一旦風氣入骨，可就群醫束手了！現在的風病比某些重症還難醫治，一定要非常小心。

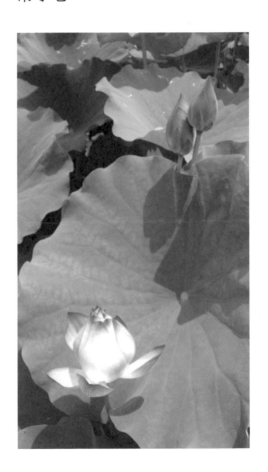

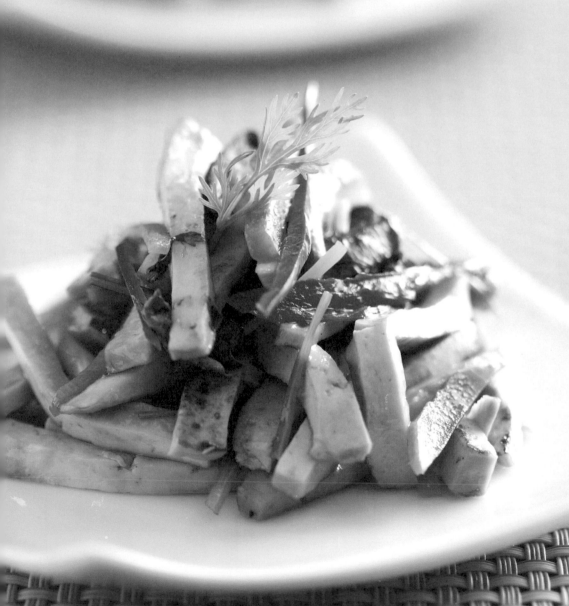

三思而後行

夏之素養

食材

- 紅蘿蔔1兩，洗淨，削皮切絲
- 豆干半斤，洗淨，切絲
- 芹菜2兩，去葉洗淨，切段
- 香菜1兩，洗淨，切末
- 水，酌量使用

調味料

- 油1大匙
- 醬油2大匙
- 白胡椒粉1/2茶匙
- 香油1大匙

做法

1 熱鍋，下油。
2 倒入紅蘿蔔絲，以中火燒至油與紅蘿蔔絲相融。
3 加入豆干絲，炒至微黃。
4 轉小火，沿鍋邊注入醬油，灑白胡椒粉，炒香。
5 放入芹菜翻炒幾下，再加水蓋過食材，開中火，蓋鍋燜煮4分鐘。
6 掀開蓋後加香菜、香油，大火炒香，就能端上桌了。

◎紅蘿蔔健脾、潤腸、養肝明目；芹菜消腫解毒、降壓止眩，二
　者合作，心肝強矣！

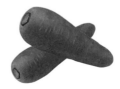

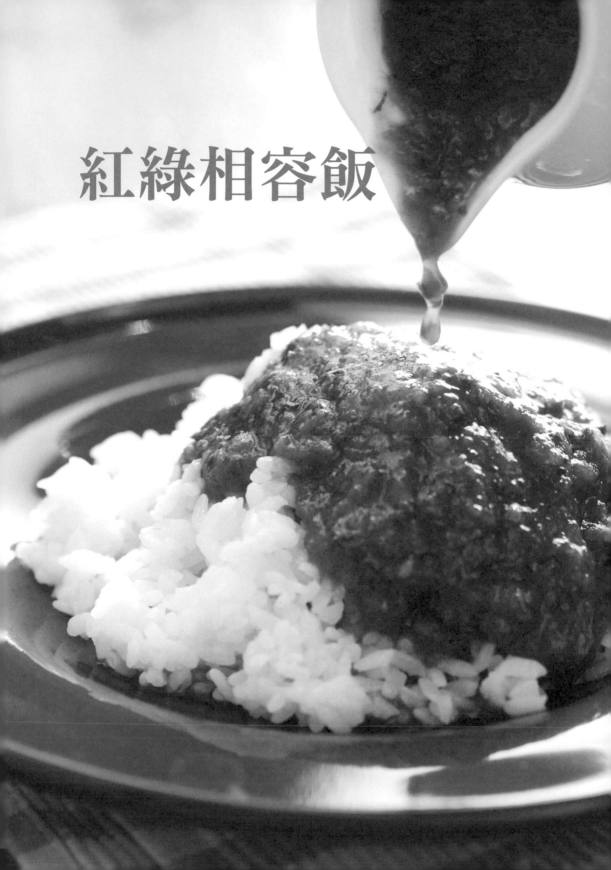

紅綠相容飯

夏之素養

食材

- 蕃茄1斤，洗淨，切塊，用果汁機打成泥
- 九層塔1兩，洗淨，切碎
- 白飯4碗

調味料

- 油1大匙（橄欖油風味更佳）
- 匈牙利紅椒粉1/4茶匙
- 義大利綜合香料1茶匙
  （內含百里香、迷迭香、山薄荷、羅勒、俄力岡、山艾）
- 鹽少許

做法

1 熱鍋，下油。

2 倒入蕃茄泥、九層塔，以小火翻炒，熬至濃稠狀，約30分鐘。

3 灑上匈牙利紅椒粉、義大利香料、鹽調味，再略煮10分鐘，美味可口的紅蕃醬就完成了！

4 享用時依個人口味濃淡，酌量將紅蕃醬淋在白飯上。

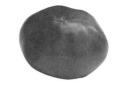

◎蕃茄養陰生津，健胃清熱，可促進食慾，滋養氣血，美容抗老。

廚房二三事

把做菜當遊戲　◎鄭明雪

　　從前在家也會煮飯菜，但煮的時候全憑自己喜好，不會特別關照別人，總覺得我已經煮好了，吃不吃隨他便了！可是在師父的教導下，我逐漸改變這種心態。

　　師父曾經說過，上古的時候，修鍊之人都讓孩子從小吃素，以保有人類原始的本能，所以吃素可以讓孩子的耐力、體力更好，我們要研發大人、小孩都愛的素食，讓現代父母放心讓孩子吃素。

　　師父也告訴我，研發任何菜色，應該是興趣，或是自己喜歡吃，不能把它當成功課，而且要有不斷實驗、接受失敗的心理準備。

　　其次，就是隨時保持喜悅，把每一次都當成是第一次。在研發的過程中，用愛心來關照食物，對它說好話，這樣所研發出來的食物，成功率也會增加。

　　記得有一回，我在新竹客棧當班，出餐時，師父走了進來，我們正手忙腳亂，師父默默地看了一會兒，很快

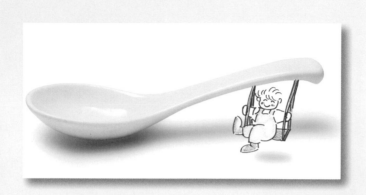

就出去了。我知道師父是怕打擾我們出餐，因為師父總是處處替人著想，即使我們是學生，師父也不想增加我們的麻煩。

等到出餐告一段落，師父又走了進來，好像孩子一樣，對廚房的每一樣東西都很感興趣，師父告訴我們：「做每一件事，都把它當成玩扮家家酒，自己會很開心，而且隨時充滿新鮮感，就可以從中得到無限樂趣。」

師父說的話讓我的煩躁心頓時消失，覺得廚房裡的事情變得有趣多了。把師父的心法應用到研發東西上面，像玩遊戲一樣，也不會因失敗而產生挫折感，最後因挫折而放棄。師父還提醒有心研發的人：「對產品一定要尊敬，當我們心存尊敬仔細呵護它時，做起來就會非常順利，而且非常好吃。」

夏食清淡，以養腸胃

天氣炎熱時，身體機能代謝加快，能量消耗大。這時，吃東西要特別注意：第一，要少吃。因夏天動得多，人易感覺飢餓，飢餓使人狼吞虎嚥，吃了也不知道飽，容易飲食過量，造成消化不良，反傷脾胃。所以，吃東西要慢一點，如此也不會吃太多。

第二，少吃葷腥。古人講「勿食肥濃，以養腸胃。」夏天飲食清淡，才能保持身體輕鬆，吃得太油膩，有如火上添油，體內燥熱，反而令人難受。

尤其很多葷食，譬如雞、鴨、鵝等，皆為「發物」，會加強我們身上原有的毛病。譬如本來只是肚子有點脹氣，吃了葷肉氣之後，肚子脹得更加難受，到最後送進醫院，實在划不來！尤其一般人吃了「發物」，因體內有火，特別想喝冰的飲料，一邊大吃，一邊灌冰水，身體覺得爽快，但炙熱的內火容易引發

高漲的情緒，甚至於情緒變得焦躁，易發脾氣。中國人的養生之道，講究「治因勝於治果，治本重於治標」。要想徹底改變身心，就要從日常生活的習性改變開始做起。

不少人曾問：「養生就不能吃冰嗎？夏天好熱，不吃冰太痛苦了吧！」其實，冰不是不能吃，但要有方法。首先，吃冰不能急，先在口裡含一下，等到溫度調和了再下肚，就能減少衝擊力。其次，運動完絕對不要馬上吃冰。因身體舒暢，裡外溫暖時，冰物一入肚，五臟六腑瞬間緊縮，不但難受，也不健康。而且，體內會燃燒得特別快，反而覺得空虛，又吃更多食物來補充，最終不瘦反胖了。

養生的飲食及鍛鍊，可使人體的消化、吸收及運化功能變好，身心平衡，體態輕盈，讓人活得健康又健美！

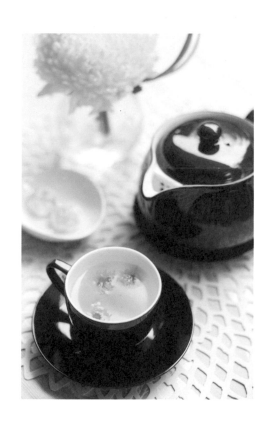

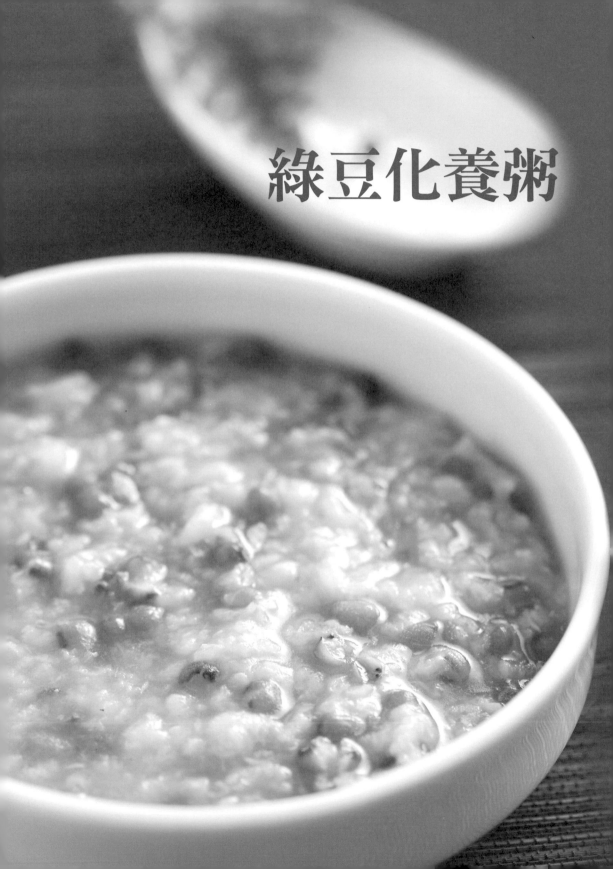

綠豆化養粥

夏之素養

食材

- 米1杯，洗淨
- 綠豆1/2杯，洗淨
- 水2000 c.c.

做法

1 將米和綠豆倒入鍋中，加2000 c.c.水。
（若以陶鍋來煮，風味更棒！）

2 開大火，並以湯杓不時地攪拌，避免鍋底燒焦。

3 待大滾後，轉小火，熬煮至米與綠豆完全熟透，約1小時。

4 熬煮過程請小心攪拌，若水位太低，可適時添水，以免鍋底燒焦。

◎一般煮法皆是將食材直接放入電鍋，煮至熟透，但如此
烹調，米與綠豆各自為政，香氣不融，養分不調，吃到
肚中，消化也沒這麼好，養生效果截然不同。

廚房的四方盒 文·圖◎鄭榮珍

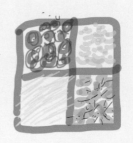

廚房裡有個四方盒，裡面放著辣椒丁、
芹菜珠、薑絲、香菜末。此盒之物，個個
細碎，灑在餐點中，似有若無，卻是非常
必須，沒了它們，美食頓然失色！

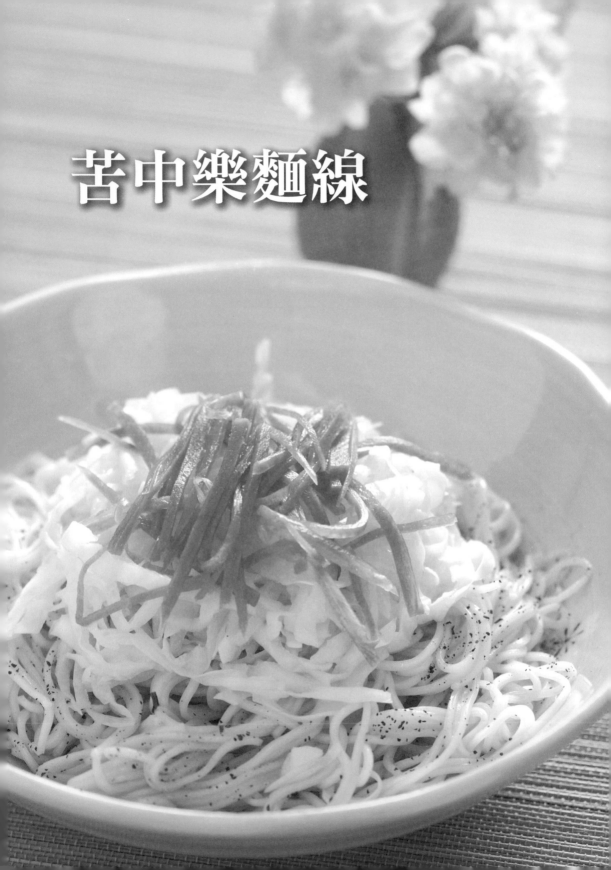

苦中樂麵線

夏
之
素
養

食材

- 紅蘿蔔3兩，洗淨，切絲
- 老薑0.3兩，洗淨，切絲
- 高麗菜3兩，洗淨，切絲
- 手工麵線半斤（超市通常以600克包裝，用一半的份量300克即是半斤）
- 水80 c.c. + 一鍋煮麵線的水

調味料

- 油1大匙
- 鹽1/4茶匙
- 香油少許
- 苦茶油4大匙
- 醬油2大匙

做法

1 熱鍋，下油。

2 放入紅蘿蔔絲、老薑絲，以中火炒香。

3 再放高麗菜絲炒勻、炒香。

4 沿鍋緣加一圈水，蓋鍋轉小火，燜5分鐘至熟透。

5 掀開蓋，灑鹽和幾滴香油拌勻，盛起備用。

6 取一大碗，放苦茶油、醬油備用。

7 另備一鍋熱水煮至大滾，將麵線放進水中煮熟（約2分鐘）。

8 撈起麵線，放入碗中。

9 將步驟6的醬料淋到麵線上，拌勻。

10 再將炒好的高麗菜、紅蘿蔔絲鋪在麵線上，色香味俱全！

廚房二三事

注意細節即修行　◎蔡翠霓

　　每個人都有一些小習慣，平常沒有自覺，但道場生活就像放大鏡，很容易照見自己平常看不到的毛病。

　　有一回，一位師兄做了好吃的麵包請師父品嚐，我負責準備師父的餐點，有人建議我在麵包上面抹花生醬，我想這個主意不錯，就翻箱倒櫃地，好不容易找到一瓶開過的花生醬，上面厚厚一層油。我為了避開上面那層油，將瓶子傾斜，從上邊挖了一匙，擱在麵包旁，開心地把麵包拿去請師父品嚐。

　　師父看了花生醬就問：「妳是怎麼挖的？」我回答：「把湯匙伸進去挖的。」師父又說：「那瓶花生醬呢？」於是我把那瓶花生醬拿來，師父打開蓋子看一看，又問：「妳剛剛怎麼挖的？」我就把剛剛的動作表演一遍。師父就說：「妳看看，這樣挖，挖得多難看？挖出來的花生醬也乾乾的。」我自己看了一下，確實很難看，可是平常自己完

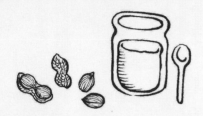

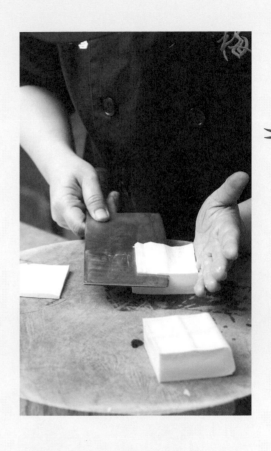

全不在意，接著師父就示範怎麼把花生醬挖出來，可以保持潤澤，又不會留下難看的痕跡。

師父告訴我們，修行就是在細節上注意，不是對大人物、大事情才注意。我們做任何事情都反映內心，像我會這樣挖花生醬，表示我這個人心裡有不平衡之處。如果不是師父的提醒，自己根本不覺得有什麼不對勁，還沾沾自喜地以為自己功夫練到家了，能輕而易舉的避開了油，但認真反省，才發現自己還在逃避一些事情，內心還是有難以協調之處。感謝師父像糾察隊長，幫助我們找到問題，讓我們不斷地學習與成長。

夏火炙心，以苦降之

　　火力旺盛的夏天使人容易上火，修心有助撲滅心中的無名火，練身有助調和身體的火氣，飲食則能讓自己更上一層樓，達到水火交融的效果。

　　飲食方面以清心補氣，消暑排毒為原則。在大自然的領域裡，每個季節生產的蔬果都不相同，自有其道理。俗話說：「夏日吃西瓜，不用把藥抓。」許多古人的智慧與四季養生環環相扣。夏天適合吃點紅色食物，西瓜顏色通紅，

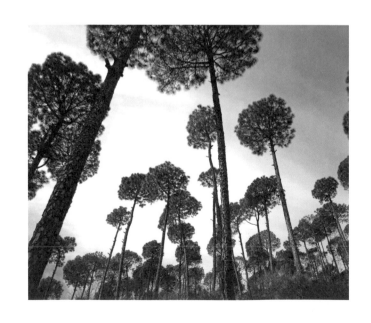

水分充足，又是夏季盛產，完全是大自然給我們的最佳養生食品。吃東西盡量以當季食物為主。但現在農業發達，許多蔬果一年四季都吃得到。然而，夏天吃西瓜身心舒暢，冬天吃西瓜感覺卻不是那麼舒服，其原因大家可用心感受。

夏日裡，不管身體或心境，太急燥，會如大地般乾燥枯裂，不易調和。同時，夏天屬火，火熱便燃燒心，心神一亂，燥上加燥，一發不可收拾！所以，夏天要多吃點帶苦味的食物。一來，苦味食物大多屬涼性，二來，苦味對應心臟，吃苦可以養心。但不能因為吃苦好就猛吃苦，若是過頭，累積在體內散不掉，還是會有問題。

吃苦有兩個層面。一則是食物的味道，二則是心境的苦。除了吃東西要吃點苦，心裡頭也不排斥受點苦，帶一點苦的感受去體會生活種種，才不會讓自己變得特別辛苦，最終也才不會吃苦。一個真正懂得吃苦的人，才不會吃到苦頭；從來不願意吃苦的人，終究還是要吃苦頭。所以我們最好是先去找點苦頭來吃，才能先苦後甘，苦盡甘來！

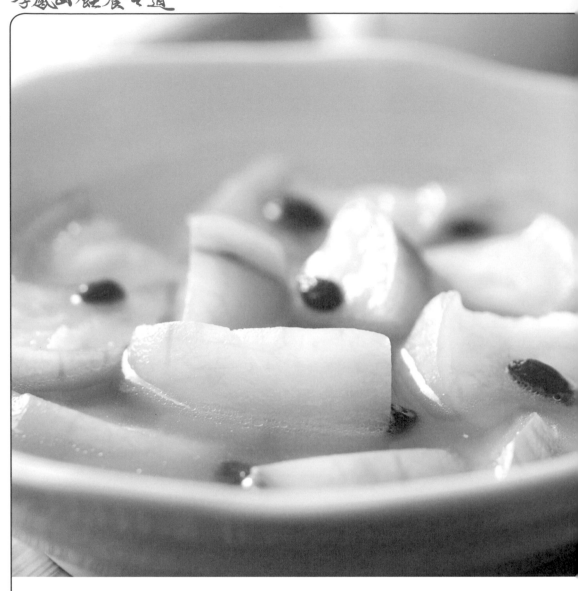

純淨絲瓜湯

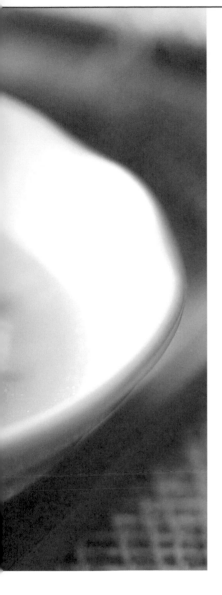

夏之素養

食材

- 老薑1兩，洗淨，切薄片
- 絲瓜1斤，洗淨，削皮切滾刀塊
- 水1500 c.c.

調味料

- 鹽1又1/4茶匙
- 香油3大匙

做法

1 熱鍋，下油。

2 放入薑片，炒出香味，再把薑片撈起。

3 倒入絲瓜塊炒至絲瓜出水，然後將炒好的絲瓜盛起備用。

4 另備一鍋熱水1500 c.c.，將絲瓜倒入鍋中，以大火煮滾。

5 加鹽調味後，即可熄火起鍋。

6 上桌前再淋點香油，倍增風味。

◎這道菜也可加入枸杞，使其顏色鮮豔，但單純的食材，即已具足養生的效果。另外也可拌入麵線，只要在滾水中放入麵線煮2分鐘撈起，再放入已煮好的絲瓜湯，就完成了美味可口的絲瓜麵線。

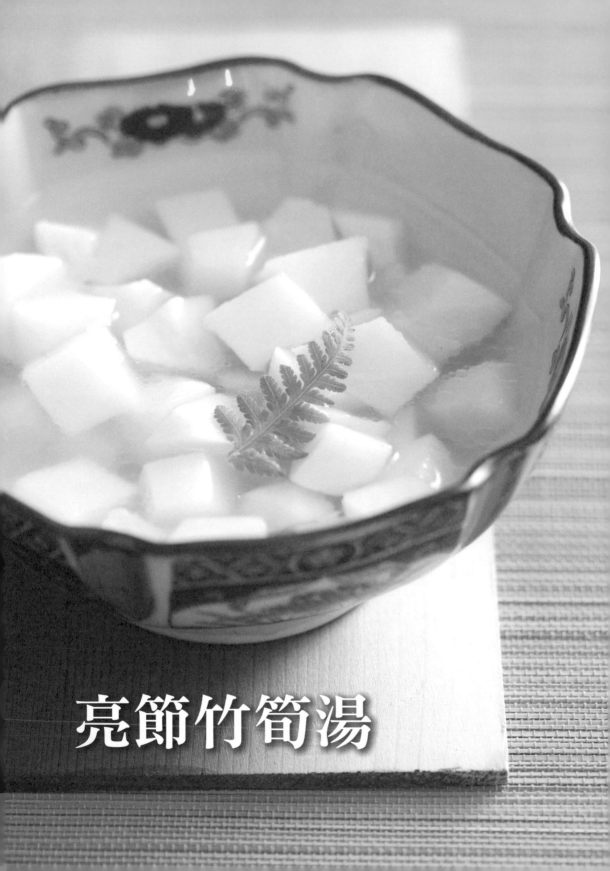

亮節竹筍湯

夏之素養

食材

- 水2500 c.c.
- 綠竹筍1.5斤，洗淨去殼切小塊

調味料

- 油少許
- 鹽1大匙

做法

1 將水注入鍋中，淋幾滴油，煮滾。

2 放入竹筍，蓋鍋轉小火，煮1.5小時。

3 待香味飄出，加鹽調味即可。

◎竹筍具有潤腸爽胃的做用，可消油膩，解壅滯。排泄情形不順暢的朋友，來碗竹筍湯，身心更暢通！

人生的四方盒 文・圖◎鄭榮珍

師父提醒我們，人生有些小事情，看似沒什麼，實則非常重要，讓我們的生活多了歡樂，更加順暢！

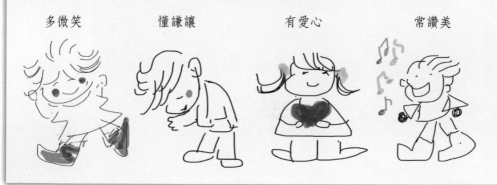

多微笑　　　　懂謙讓　　　　　有愛心　　　　　常讚美

廚房二三事

一灘水的啟示　◎李秋慧

很多人覺得廚房工作挺累人，工時又長，但師父提醒我們，練功不是練假的，廚房就是練功房，切菜時可以紮馬步，洗碗時可以訓練眼力勁，上爐灶時，把高樁一站，無論翻炒、油炸、蒸煮，都能像太極拳借力打力，不費勁，不受傷。而且，師父教的養生功法，讓人很快恢復精神與體力。

師父對大廚的訓練不是只在廚藝上下功夫，更多時候，教的是融通於生活的道理。有時，師父會帶廚房的工作人員到其他餐廳學習，師父說：「素食餐廳本就不多，大家要生意相惜，才能生生不息。」

有一回，我們在外面用餐，吃完後，一如往常，我們將餐盤疊在一起，師父平常就教我們，在家裡、在外面都一樣，吃完要隨手將桌面收拾乾淨，這樣餐廳的服務生也會輕鬆一點。當我們把環境整理好，站起來紛紛往外走的時候，師父從口袋

裡拿出衛生紙。一般餐廳的
衛生紙都很大張，師父每回
都捨不得全部用完，總是撕
一小塊用，其他的收起來，
所以師父口袋裡經常有很多
來自四面八方的衛生紙。

　　接著，師父就用衛生紙把
殘留在桌上的一灘水全部擦
乾。在旁邊的我們覺得非常
慚愧，其實很多人都看到那
灘水，就是沒有接下來的動
作，而師父注意到這些小細
節，是因為他真正貼切、細
緻地在為別人著想，我們做

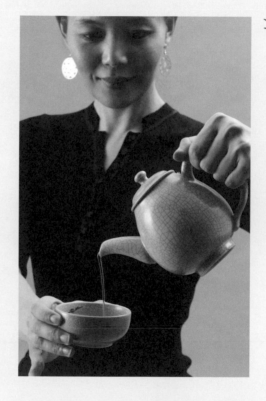

事情卻往往是半調子。師父
以身作則，當下用身教讓我
們上了一課！這份時刻為人
著想的心，也是我在人生修
行路上永恆的功課！

夏食以素，三德具備

有素食者曾問：「吃素可以讓病好一半，為何我吃素多年，還是會生病？」此問可從三個角度探討：首先，食補不如功補，飲食必須配合功法鍛鍊；其次，素食不能偏食，須講究均衡；最重要的，吃素不能「迷信」，不是一味在「食」上下功夫，是自然發自內心。

探其究竟，可以深入「三達德」——「智、仁、勇」的精神。古云：「仁者無敵，智者不惑，勇者無懼。」真正的仁者，懷抱民胞物與之精神，不輕易傷害其他生命，此即素食重要的初發心——不殺生，因此，具備仁者風範者無任何假想敵，願與萬物和平共存。

真正的智者處處明白、無所疑惑。既然不惑，更能體證素食對身心的助益，知道何者該吃、何者不該吃，何時該多、何時該少，與大自然的循環及節氣合而為一，而非按照個人當下的好惡或

慾望去選擇。

真正的勇者，連個人生死都可不在乎，因此沒有恐懼。當人到了真正無懼的時候，亦不願製造其他生物的恐懼，自然而然不願去宰割動物來滿足自己。

素食單純，能淨化我們的身心，進而提升靈性。上天有好生之德，從素食的具體行動，讓人體會大自然無限的生機。秉持「智、仁、勇」精神而吃素的人，能夠層層深入，把握養生養德之天機，提升至修行領域，心境逐漸純粹、乾淨。若只琢磨素食怎麼吃，那就只知其一，不知其二了！

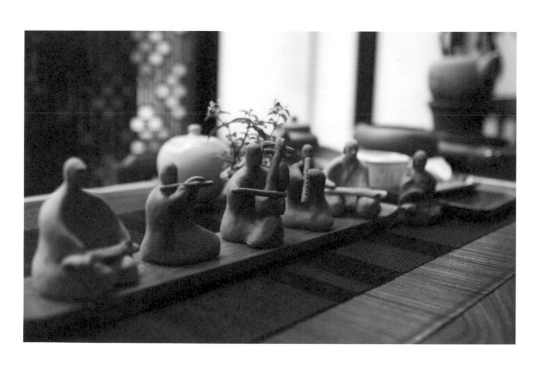

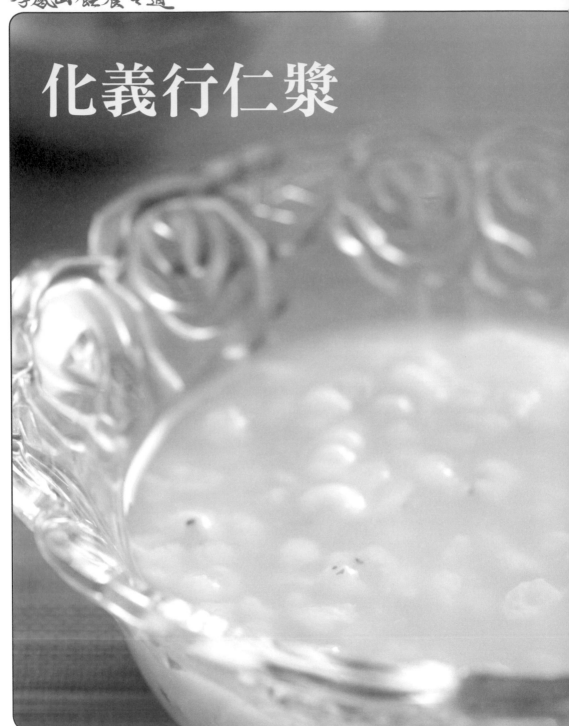

化義行仁漿

李鳳山飪養之道

夏之素養

食材

- 米0.5兩，洗淨，泡水3小時以上
- 薏仁1.5兩，洗淨，泡水3小時以上
- 水800 c.c. + 2000 c.c.

調味料

- 冰糖4兩

做法

1 將泡好的米及薏仁，加入800 c.c.的水，用果汁機打碎。

2 將打碎的食材倒入鍋中，以小火熬煮。

3 熬煮過程要緩緩攪拌，每隔一段時間注水，直到將2000 c.c.的水注完，最好能熬到40分鐘，使米及薏仁完全化掉。

4 最後加冰糖，攪拌至冰糖完全融化，即可熄火。

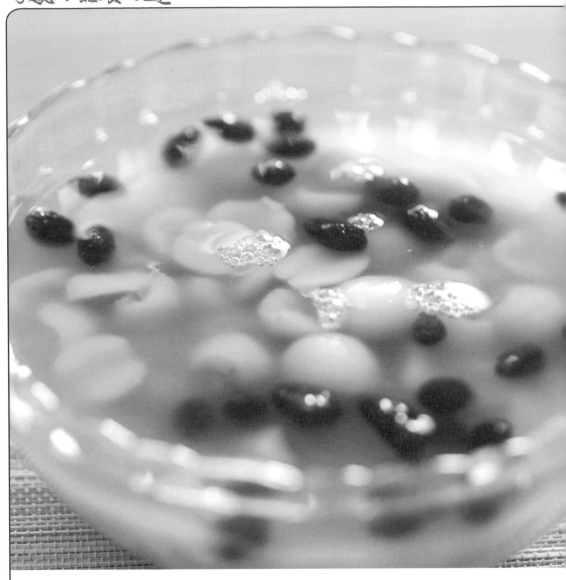

清廉君子湯

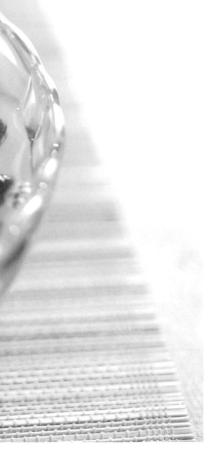

夏之素養

食材

- 蓮子半斤，洗淨
- 水1500 c.c. + 1000 c.c.

調味料

- 冰糖4兩

做法

1 將蓮子放入電鍋，內鍋加水1500 c.c.，
外鍋加水1000 c.c.，煮1小時。

2 將煮好的蓮子湯倒入鍋中，加冰糖，以
中火煮至冰糖完全融化即可熄火。

廚房二三事

做菜做到沒有自己 ◎宋佳慧

在梅門的餐廳，每一位師兄姐除了平時排班工作，還得負責研發，每回研發出什麼新菜色，就會請師父來品嚐鑑定，一定要師父說通過，才能拿出去給客人吃，每道菜都得通過師父的嚴格把關。

有一位師兄，剛開始做菜不是口味太重，就是味道不對，要不然就是食物不透，來來回回試了好幾十次，都沒通過，但師兄還是繼續努力。

有一天晚上，這位師兄又在廚房裡試菜，從備料、洗菜、切菜、炒菜，從晚上做到大半夜，等師父吃到時都已經快天亮了！

可是師父吃了他的菜就說：「努力可以白費，但不能沒有，人不一定是不用心，只是有時候是白用心了！但這次，我們這位師兄做的菜不一樣了！因為經歷了這麼多次的失敗，他愈來愈沒有自己，有些人因為有自己，所以不把別人放在眼

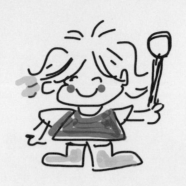

裡，話聽不進去，就停止進步了。到最後，通通怪別人。但其實所有的問題都是個人的問題，與他人無關。」

師父告訴大家：做菜必需具有普遍性，也就是要做到不分年齡、男女老少，每個人都能接受的程度。我們要從做菜中修身養性，在掌握火候之中累積水裡來、火裡去的經驗。當別人還在挑我們的毛病，自己要不厭其煩，就是改自己。最好是自己挑毛病，挑多了，就不會讓外面的人挑毛病了！做任何事情，要抱持喜悅的心情，不必管別人的風涼話，只要在乎自己有沒有盡力就好了。

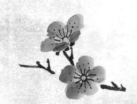

上菜有禮

　　吃東西不只講究內容，順序也很重要。一組套餐裡，每道餐點扮演各自功能。身體是一部精密機器，好的飲食順序，加強機器順轉，持久運行。

第*1*道 鞏固

　　喝點酵素或水，打開味蕾，保護腸胃。

第*2*道 入味

　　來道清爽、好嚼、增強消化的開胃菜。

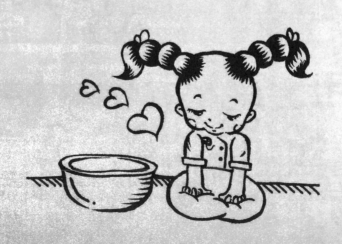

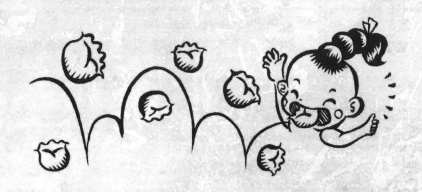

第3道 服適

主食帶點彈性但不堅硬，不滯留，讓腸胃感到舒適。

第4道 深入

營養充足的湯，讓人精神百倍，深入吸收。

第5道 運化

飯後甜點入口即化，消化而後運化，滋養臟腑。

第6道 中和

再來點飲料，感覺舒服，不覺得沉重。

第7道 平衡

最後來杯純淨天然的梅門甩茶，身心更加穩定！

圖：柳廷芸

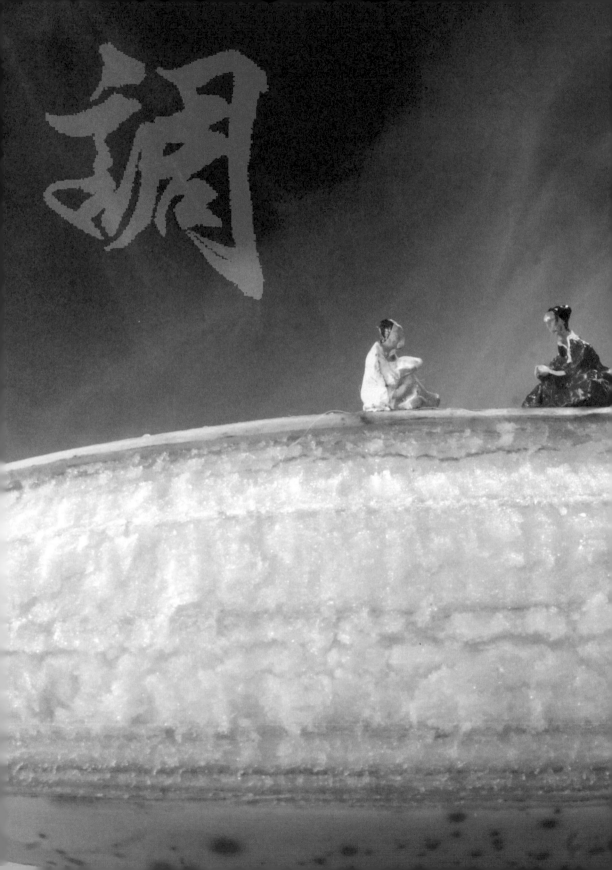

秋之素養

秋食之道、崇尚自然、
稍食辛辣、涵養肺氣、
蔬食以白、避吃生冷、

秋收神氣，養精蓄銳

　　大地自然對人的身心影響很大，常人易被四季變化莫名地牽動。但，懂得養生之法，不但能與季節相互輝映，甚至能透過有效鍛鍊及飲食，在身心修養上與外境相輔相成、更上一層樓！

　　秋天是萬物收成的季節，正好掌握之前耕耘所得之成果，一切講究「收藏」。春天時，什麼都沒有，必須辛勤耕耘，身心消耗都很大；到了夏天，一半靠人，一半靠天，雖然消耗沒那麼多，但因氣候影響，動不動便一身大汗，多少仍在消耗。然而秋天一到，氣候涼爽，在不容易耗散的狀況下，正好收斂，將之前耗散的精氣補充回來，如果不懂得收斂，便違背大自然的原理了。因此，秋天盡可能避免過度外放，養精蓄銳，以儲備良好身心狀態，準備適應寒冬。

　　在心境修為上亦是如此，將旺盛的

心境和行動暫時收起，盡量保持平靜、敬肅、安定的心情，避免產生憤怒或恐懼等這類高亢的情緒。並且要把神氣整個收斂起來，學習大智若愚、見機行事，不到時候絕不出手的最高境界。

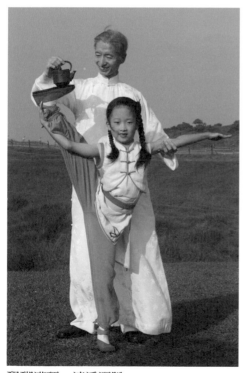

醍醐灌頂，清淨灑脫

秋天正好介於夏、冬之間，也就是最熱與最冷的中間，所以「調和」非常重要。古人在文字中即已透露玄機：「秋」字的右邊為「火」，代表夏天的火氣，「禾」與「火」放在一起，就是要調和。調和之道首從練氣做起，張開嘴巴鍛鍊呼吸，將「秋」字的「火」換成「口」，就變成「和」，練氣可以調和火氣，練出心平氣和！再者，秋天要特別注意心情，避免用心過度成了「愁」字！懂得收心，無論工作或待人接物，盡量保持緩和，莫要急切匆忙，愈能保持輕鬆，愈能感到身心愉快！

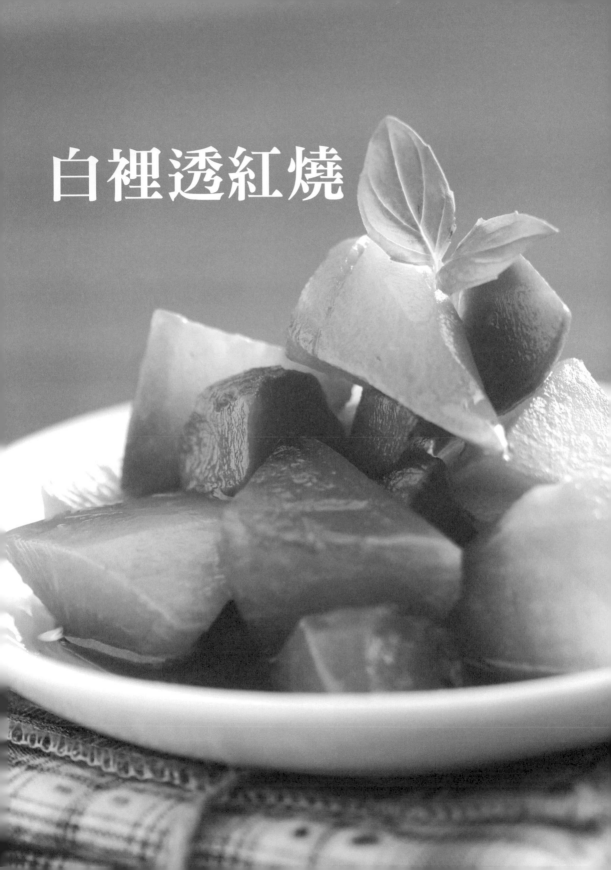

白裡透紅燒

食材

- 老薑0.1兩，洗淨，切片
- 紅蘿蔔6兩，洗淨，削皮切小滾刀塊
- 白蘿蔔1斤，洗淨，削皮切小滾刀塊
- 水2000 c.c.

調味料

- 油3大匙
- 醬油3大匙

做法

1 熱鍋，下油。
2 中火下薑片爆香，使其表面微乾收縮。
3 倒入紅蘿蔔，燒到油與紅蘿蔔相融，呈現金黃色澤。
4 倒入白蘿蔔，翻炒均勻，再加入醬油拌勻。
5 慢慢加水，開大火煮至水滾。
6 蓋鍋燜煮，待水滾冒煙，轉小火，繼續燜煮。
7 注意水量，水快燒乾時，需適時加點水調節。
8 燜煮至白蘿蔔呈現熟軟透明光澤，即可起鍋。

大廚上菜

四季飲食皆以當季為佳，秋天養肺，略食辛辣，可強化
肺功能，白色蔬果具有滋陰生津之作用，可調節肺氣；
由於天氣漸涼，少吃生冷食物，可保身體溫暖，亦不會
造成腸胃不適。

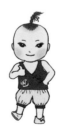

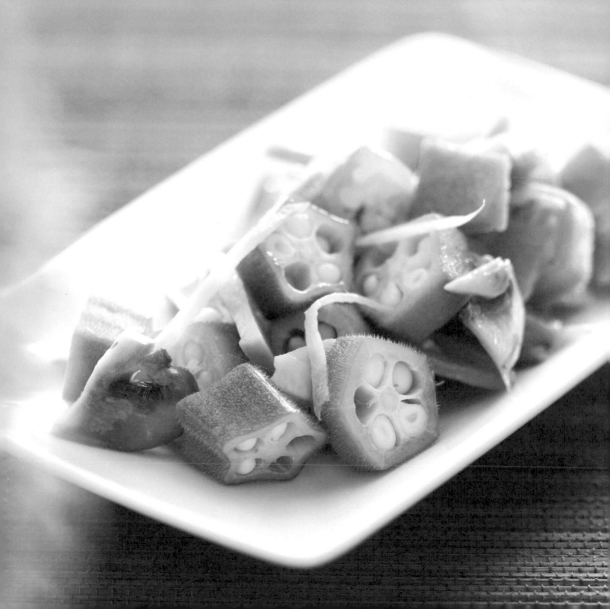

秋色暖洋洋

秋
之
素
養

食材

- 老薑2兩,洗淨,切絲
- 洋菇5兩,洗淨,切片
- 紅蘿蔔4兩,洗淨,切片
- 秋葵1斤,洗淨,切小段

調味料

- 油1.5大匙
- 鹽少許

做法

1 熱鍋,下油。

2 中火下薑絲,使其炒至金黃色。

3 倒入洋菇,炒至出水,再放紅蘿蔔,炒香至金黃油亮。

4 最後放入秋葵炒香,灑上鹽調味,便可起鍋。

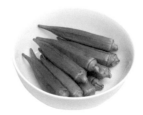

廚房二三事

用熱情與良心做事　◎楊子寬

來道場前沒機會做菜，跟料理不熟，但師父給予全方位的訓練，希望我們待人處事沒有任何角度，於是我也有機會進廚房學習。

從陌生到認識而後熟悉，其間經歷許多磨合，師父經常給予心法，讓我們快速掌握關鍵，節省我們摸索的時間。

星期六梅門食堂來吃飯的師兄姐很多，最高記錄是一天煮了九桶二十人份的飯。在極忙碌時，我發現要用熱情來維持服務的品質，否則在既忙且累的情形下，料理會遜色，服務也會打折，而且更實際的，缺乏熱情時，體力很難持久。

師父更高明，師父說：「做事要有熱情，當熱情沒有了，就要來一點ㄌㄧㄤ的──良心。」是的，熱情能維持品質，良心更能保證品質。

除了學做菜，我也學做陶，有一回，窯火不穩定，結果燒出來的顏色霧濛濛，

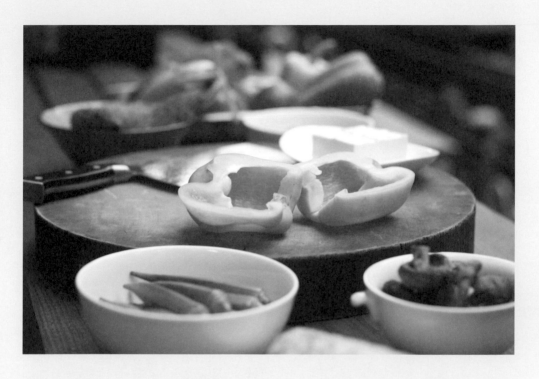

師父知道了，問我當時心裡在想什麼，我據實以告：「發現窯火有狀況，可是怎麼都調不好的時候，我心裡想，就這樣罷！」師父委婉地提醒我還不夠努力，師父說：「這個時候要用『心』的力量，力不到，氣到；氣不到，神到；神到，就能改變一切！」

我謹記在心，也明白，同樣全神貫注的心態可以應用在任何狀況，料理也是一樣，當火候或食材不夠完美時，我會提醒自己一試再試，不要輕言放棄，讓菜色呈現出最完美的狀態！

秋寒漸起，動之有法

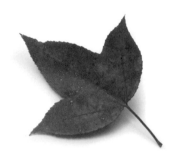

　　人的身心與四季變化息息相關。以人體脊椎為例，春天著重「耕耘」，所以一定要特別運動身體，把脊椎活開，活化四肢百骸。到了夏天，進入「成長」期，就算不特別動，脊椎也是靈活的，所以不必動得太厲害，在緩和的狀況下自然成長，保持正常循環即可。

　　秋天著重在「收」。此時秋涼如水，無論身體或心境都要收，才不會出狀況。以身體而言，「收」並非完全不動，而是要緩和的運動，所以秋天非常適合練氣，因練氣不是以運動量，而是以呼吸量來增加肺活量，能夠讓身體在溫和的

動態中保持常態的循環。

從心理而言，秋意蕭颯、落葉凋零，自然的氛圍容易使人情緒低落。所以除了固定運動以提振精神外，也該盡量從事較悠閒的娛樂，到野外郊遊，親近大自然，一來多接觸清新空氣以增強肺活量，二來幫助我們放鬆心情，穩定情緒，收斂心神，使身體內外平衡。

氣功是非常細緻的運動，主要是在呼吸上下功夫。有些人以為練呼吸就是待著不動，光吸吐，其實不然。人的身體不論處於什麼姿勢，都不宜過久。久坐易使坐骨神經出問題；久站易使骨骼出問題；久行易使膝蓋出問題；久臥易使筋肉出問題、氣行阻滯。

氣功之妙在於陰陽調和、剛柔並濟，藉由呼吸與肢體動作的配合，慢慢學習控制自己的肌肉、關節、呼吸，甚至到最後，也能控制自己的情緒。人最可貴的就是能夠控制自己。透過持恆練習，一步步地增強功力，火候愈深，控制力也會愈強，到最後，不管在何種環境，年齡多大，都能隨遇而安，隨時保持穩定，這就是練氣的最佳效果！

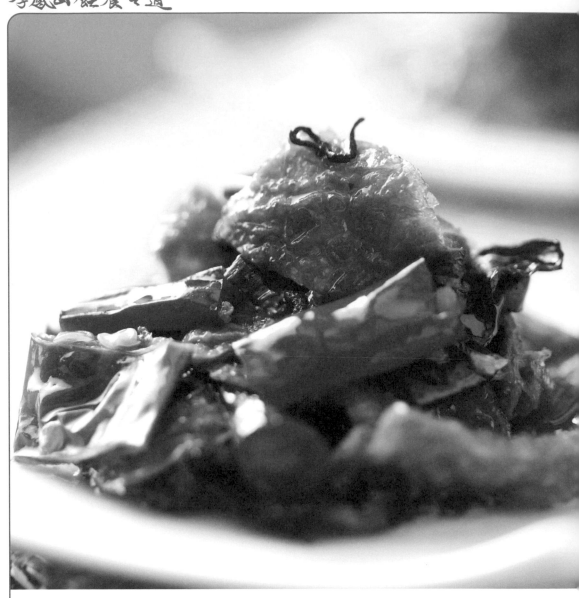

內外兩般紅

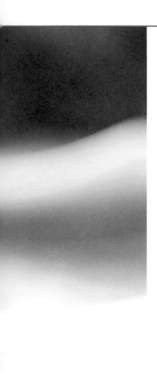

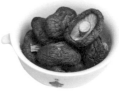

秋之素養

食材

- 乾香菇0.3兩，洗淨，泡水切細絲
- 紅辣椒1.5兩，洗淨，切小段
- 糯米椒1.5兩，洗淨，切小段
- 雲耳0.2兩，洗淨，泡水約20分鐘，切片
- 豆輪0.5兩，泡熱水使其軟化，瀝乾，切丁
- 豆皮卷0.5兩，泡熱水使其軟化，瀝乾，切片

調味料

- 油2大匙 + 7大匙
- 醬油4大匙

做法

1 熱鍋，下2大匙油。

2 放香菇絲，以小火炒至微黃，盛起備用。

3 再熱鍋，下7大匙油，依序放入紅辣椒與糯米椒，爆香至表皮微黃。

4 加入炒好之香菇絲，再沿鍋邊注入醬油紅燒。

5 依序加入雲耳、豆輪、豆皮卷，炒香至熟透，便可起鍋。

牛蒡美人粥

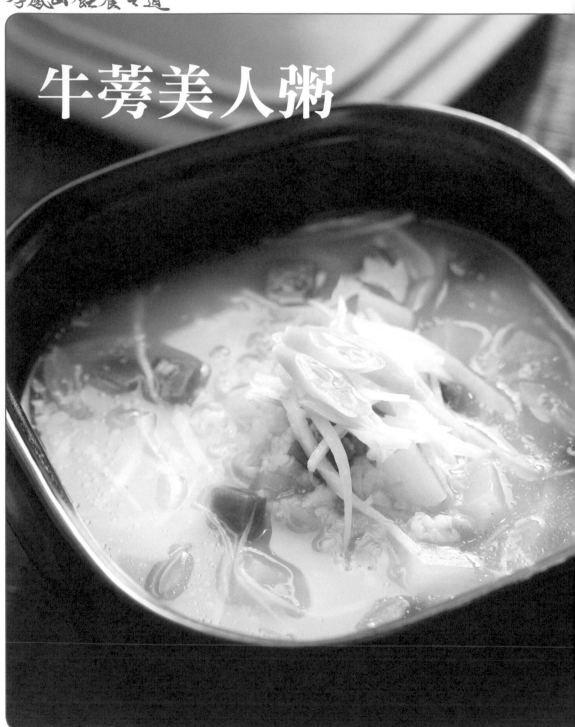

秋
之
素
養

食材

- 牛蒡4兩，洗淨，切絲，泡水，加少許醋，防止變黑
- 紅蘿蔔1兩，洗淨，切小丁
- 白蘿蔔4兩，洗淨，切小丁
- 白米6兩，洗淨
- 四季豆2兩，洗淨，切斜片，加少許油川燙（約7分鐘）
- 茭白筍3兩，洗淨，切絲，加少許油川燙（約7分鐘）
- 水3000 c.c.

調味料

- 鹽1大匙
- 白胡椒粉少許
- 香油少許

做法

1 燉鍋加水後煮滾，放入牛蒡絲，轉小火，蓋鍋熬40分鐘。

2 放入紅蘿蔔丁、白蘿蔔丁，煮20分鐘。

3 放入白米，每隔數分鐘，輕輕的攪拌一下，避免鍋底燒焦，熬40分鐘。

4 加鹽調味。

5 起鍋前灑上四季豆、茭白筍、白胡椒粉，再淋點香油，就大功告成了。

◎每種食材所需熬煮的時間不同，請勿同時放入鍋中，恐導致口感不佳！若沒有充裕時間守鍋子，可在步驟2及步驟3以電鍋取代，別忘了外鍋要加足夠的水量！但若想達到最好的養生效果，還是耐心一點，蹲個馬步慢慢地熬，當成修身養性的鍛鍊，不妨試試。

廚房二三事

做大家都喜歡的料理　◎白雅慧

　　喜歡研發料理是因為自己愛吃，但師父告訴我：「不只是我喜歡、你喜歡，而是大家都喜歡！」於是每次做就會顧及到是不是大家都喜歡，保持寬廣的心境。

　　記得有一回做豆干料理，一塊豆干切成一半，上桌之後，師父夾起一塊，咬了一小口又放下去，突然說了一句，「妳這豆干好粗獷啊！」這時我才警覺，這麼大一塊，其實吃起來不方便，於是師父就教我如何片

豆干，怎麼把刀拿斜，怎麼運用太極拳的巧勁，把豆干片到很薄卻不會斷，這樣切出來的豆干造型特殊，口感又好，擺盤也漂亮！

　　每回請師父試菜，師父都秉持原則，菜要透、顏色要保持、味道要正……，慢慢地我們自己都能掌握這些基本要求，師父又會幫我們提升境界——料理的境界、人的境界，而且不厭其煩，永遠只有鼓勵，讓我們有信心只要再修正一下就成功了。

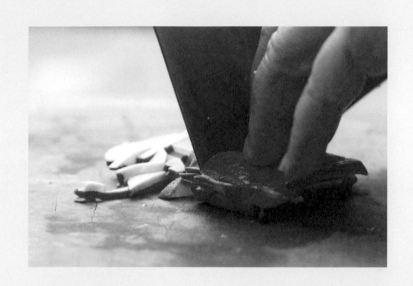

師父不曾讓我產生過挫折感，永遠讓我只想突破、再突破……。

師父啟發我們做料理要回歸傳統、乾淨的味道，如此也最能表現食材的原味，有時材料和料理方法明明都對，就是味道出不來，師父就告訴我們：「再熬久一點兒。」我們依言再試，果真香味出來了！

廚房裡的工作確實辛苦也危險，又是水又是火，還有刀，很多人都想「遠庖廚」；但師父提醒我們：「危險，所以要謹慎守規矩；辛苦，所以要時時放輕鬆。有時間就練功，將功夫融入生活！還有，當上大廚不能有驕傲心，事情大家一起做，問題也一起解決，沒有誰比較厲害或比較特別！」

秋高氣爽，涵養肺氣

秋天暑氣消退，涼意漸起，天氣宜人，很多人熬過夏天的悶熱，一進入秋天，感到心曠神怡，會覺得「好涼快呀！」這麼一貪涼，反而容易疏忽，不小心就感冒了！所以秋天是大部分人最容易生病的季節。

此外，秋天空氣乾燥，很多原來呼吸系統有狀況的人，這時候也容易發生問題。以中醫五行來講，秋天主肺，氣走肺經，趁機加強肺部保養，在呼吸上下

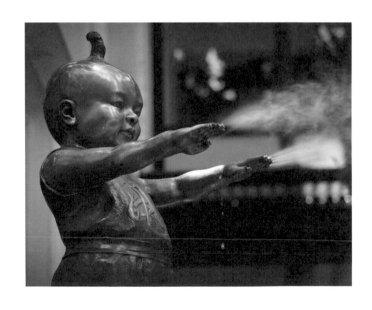

功夫，一來，容易調理肺氣；二來，容易修復肺部問題；三來，甚至永絕後患，達到最佳狀態！

人體臟腑中以肺臟居於最高位置，且肺主呼吸，與生命力息息相關，一口氣沒了，什麼都沒了！趁著秋高氣爽，正好調和呼吸，使肺火不燥，就能保持呼吸順暢；呼吸順暢，循環良好；循環良好，運化暢通；運化暢通，代謝順利；代謝順利，身體泰定。由此可見肺活量的重要性。

肺與心又息息相關。一個人的肺活量足夠，血行暢通無阻；肺活量不夠，心易阻滯、堵塞。堵塞即造成心肺之間溝通不良的現象，久而久之，從身體影響心理，心房難開，人也會變得很難溝通。

許多人剛開始練氣，只注意身體，不注意心理。但其實，練氣如同為人處世，抱持喜悅的心，才能練出更好的效果。當我們練氣練成習慣，無日不練時，這個好習慣根深柢固，命運就開始改變了！人人都想運氣好，但想運氣好，先得每天運運氣；運氣運到最後，可以除掉病氣，改掉脾氣，損掉習氣，對生命更有把握，運氣就來了！

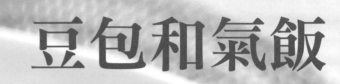

豆包和氣飯

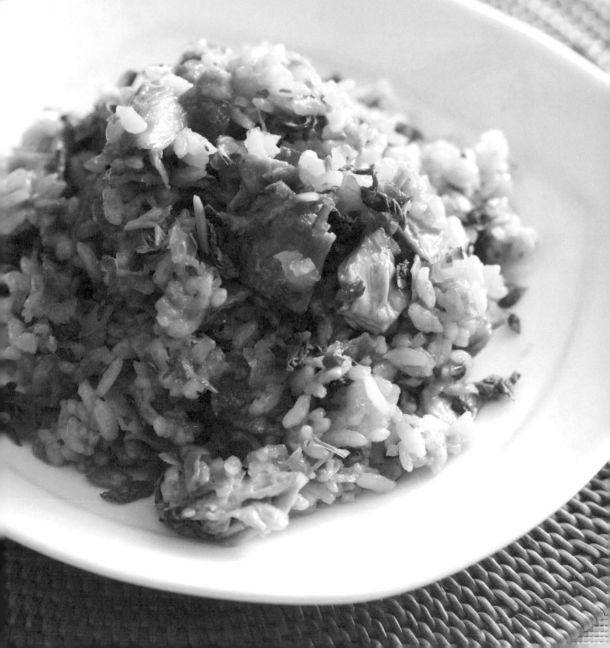

食材

- 生豆包半斤，洗淨，切丁
- 辣椒0.5兩，洗淨，切末
- 老薑0.2兩，洗淨，切末
- 九層塔2兩，摘下葉子洗淨，川燙後過冷水，瀝乾切末，可避免變黑
- 白飯4碗

調味料

- 油2大匙 + 3大匙
- 醬油2大匙 + 3大匙
- 香油1大匙
- 白胡椒粉少許

做法

1 熱鍋，下油2大匙。
2 依序放入豆包丁、辣椒末、薑末，大火炒香。
3 沿鍋邊倒入醬油2大匙，拌勻。
4 最後加入九層塔與香油，炒勻拌香，盛起備用。
5 再熱鍋，下油3大匙。
6 油熱後，倒入醬油3大匙燒開。
7 轉中火，倒入白飯拌勻。
8 將步驟4的食材與白飯混合，最後灑點白胡椒粉，炒香即可上桌。

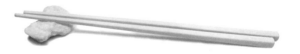

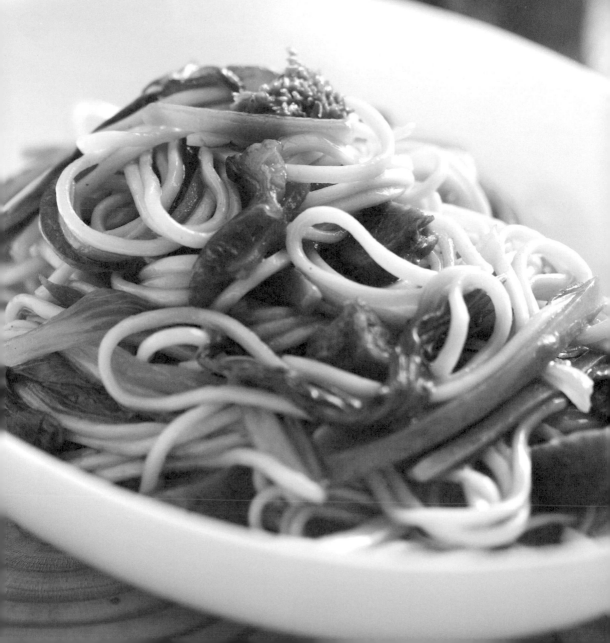

猴菇四喜麵

秋
之
素
養

食材

- 麵乾 2片
- 猴頭菇2兩，洗淨，切小丁，川燙後瀝乾
- 紅蘿蔔2兩，洗淨，切絲
- 木耳2兩，洗淨，切絲
- 青江菜2兩，洗淨，切絲
- 水一鍋 + 50 c.c.

調味料

- 油適量
- 醬油0.5大匙 + 1.5大匙
- 白胡椒粉少許
- 香油1茶匙

做法

1 燒一鍋水，以能蓋過麵乾為原則。

2 水滾後，將麵乾放入煮熟（約6分鐘），撈起備用。

3 將猴頭菇加入0.5大匙醬油及白胡椒粉醃10分鐘以上。

4 熱鍋，下油，油量要能蓋過食材。

5 油熱後，放入猴頭菇丁，炸至浮起，呈現金黃色。

6 開大火將菇中油分逼出（約20~30秒），熄火，撈起瀝油備用。

7 熱鍋後，下1匙半的油。

8 放入紅蘿蔔絲，以中火燒至油與紅蘿蔔絲相融。

9 再放入木耳絲、青江菜絲、猴頭菇，翻勻炒香。

10 倒入一圈水，蓋鍋燜煮。

11 待水稍微收乾，加入燙熟麵條及1.5大匙醬油，翻炒均勻。

12 熄火，再拌入香油便可起鍋。

廚房二三事

按部就班是祕訣 ◎林希彥

師父常教我們做事情不能急。我擔任吧台時，師父曾教我如何調酵素，按照祕訣調出來的酵素，不會酸澀，喝起來很順口。師父曾叮嚀我：「千萬不能急，一急就調不出同樣的味道了。」

有一回，客人很多，我急著想把酵素調出來，心想配方比例早已熟記，就把師父說的話拋在腦後，一股腦地把所有的材料丟進去調，調好後，送一杯給師父品嚐。師父一喝就說：「今天的酵素跟平常不一樣。」問我怎麼調的。我回答：「就是把東西全部加進去。」

師父說：「你在講什麼？再講一次。」我就把所有的比例仔仔細細地再講一次，非常有自信，一樣配料也不會少。

師父聽完後就問：

「然後呢？」

「然後就調好啦！」

師父搖搖頭，又問：「你中途沒有覺得有什麼地方不對勁嗎？」

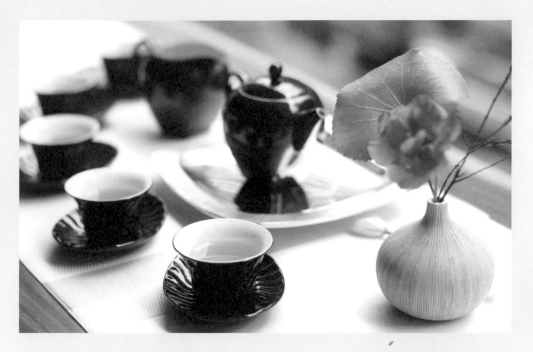

師父追根究柢，我只好老實回答，中間確實曾經發覺味道不太對，可是已經不知道要加什麼才能挽救了。這時，師父再次提醒我：「所有的調味都有順序，要按部就班，才能把味道調順，把味道提出來。早就告訴你要如此，卻還是做不到，這就顯現出你個性的急躁。」

我當下想：「天啊！師父實在太厲害了，連這種細節也會發現！」

師父又說：「不管做什麼事情都有先來後到，就像我教你們，也是一樣，我不是一次就叫你們到位，也是像調味一樣，一樣一樣地加，看你們愈來愈好，再慢慢地加，不能心急。」

秋涼襲人，稍食辛辣

　　隨著秋意轉深，大地陽氣漸減、陰氣漸生，於是草木凋零、萬物蟄伏。此時外在環境涼爽，更要注意體內保暖。因此，飲食非常重要，首先要避吃生冷，以免產生滯留現象，造成消化不良。所以若吃生冷的果蔬，之後最好再吃一些熱食，以免腸胃出問題。

　　每個季節生產的蔬果都不相同，自有其道理。古人很清楚地告訴我們，所有的食物都與陰陽五行、五臟六腑有關係。所

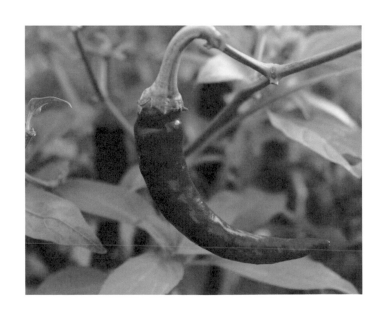

以，吃東西要順著自然的節奏，才能做到最好的養生。

秋天屬肺，適量吃一點辛辣，可以刺激肺臟運作，強化肺功能。有些人本來就肺氣不足，因身體的自然反應，味覺上對辛辣食物可能會產生排斥，但到了秋天，多少得試著吃一點，替肺加把勁！這時如果還是完全不吃辣，就錯失良機了！所以秋天飲食不能無辣，但也不能太多，過度辛辣也會傷肺，一切都要中庸之道。

此外，秋天以白色食物有益於養生，譬如筊白筍、山藥、白蘿蔔、金針、葡萄柚、水梨、白木耳、栗子等都是此季上選食材。合於時節的飲食習慣可使體內的運化與外在大自然的節氣相互輝映、相輔相成，達到事半功倍的養生效果。

一般人行住坐臥、吃飯睡覺，充其量不過是一個習慣，時間到了就吃飯、睡覺，沒有特別的樂趣。中國人尤其務實，很少像外國人一樣，吃頓飯也要來點燭光、鮮花，講究情趣，盡情享受！其實，我們不妨在生活裡培養「愛」的感覺，不但愛自己，也要去愛別人。所謂「愛人如己，愛己如人」，當我們懂得愛別人，回過頭來也就更懂得愛自己了！

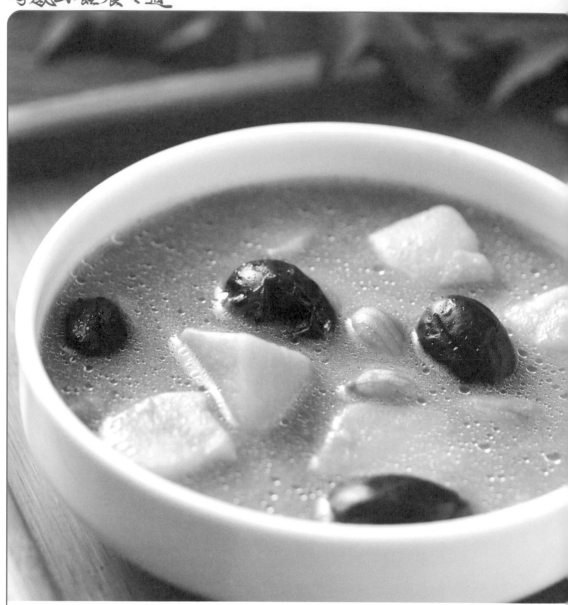

定神洋芋湯

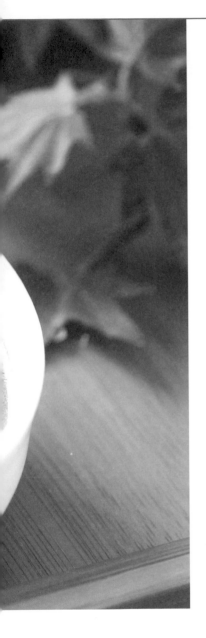

秋
之
素
養

食材

- 生花生10兩，洗淨
- 馬鈴薯1斤，洗淨，削皮切滾刀塊
- 紅棗8顆，洗淨
- 水3000 c.c.

調味料

- 鹽1大匙

做法

1 將水倒入鍋中煮滾。

2 倒入花生、馬鈴薯。

3 蓋鍋，轉小火煮1小時。

4 再加入紅棗熬煮1小時，至花生完全熟透。

5 加鹽調味，即可熄火起鍋。

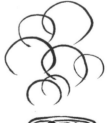

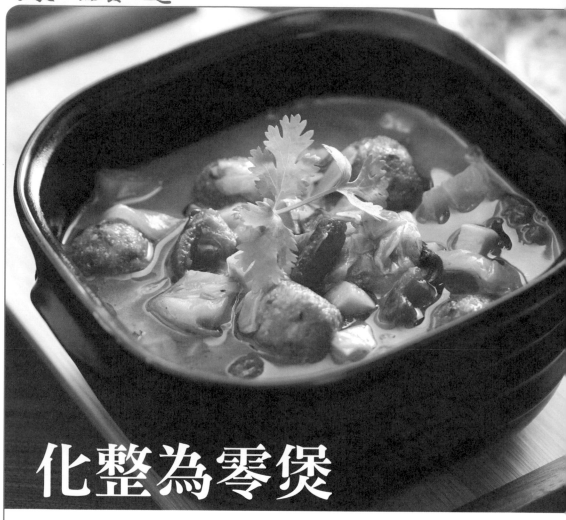

李鳳山飲養之道

化整為零煲

製作豆腐丸子的食材：
- 傳統板豆腐4田
- 紅蘿蔔1兩，洗淨，削皮切細末
- 香菇0.1兩，洗淨，切細末
- 菱角半斤，洗淨，去殼切細末
- 芹菜0.5兩，去葉後洗淨，切細末
- 白胡椒粉1小匙　● 鹽1小匙
- 麵粉1大匙　　　● 玉米粉1大匙

做法：

將板豆腐、紅蘿蔔末、香菇末、菱角末、芹菜末一起倒入盆裡，拌入白胡椒粉、鹽、麵粉、玉米粉，攪拌均勻，搓成小圓球，約30顆備用。

秋
之
素
養

食材

- 芋頭4兩，洗淨，切成小丁
- 薑0.5兩，洗淨後切片
- 八角0.1兩
- 花椒約8顆
- 蕃茄1顆，洗淨，切成小塊
- 大白菜1斤，洗淨，切成四方形
- 筊白筍4兩，洗淨，切成小丁
- 水3000 c.c.

調味料

- 油適量
- 醬油3大匙（8茶匙）
- 醋1大匙
- 白胡椒粉少許
- 鹽1大匙
- 香油少許

做法

1 熱鍋，下油，油量要能蓋過豆腐丸子。

2 將豆腐小丸子逐一放入油鍋炸至微黃，撈起備用。

3 將芋頭炸至微黃，備用。炸完後把油倒出來放在一旁。

4 再熱鍋，下油適量。

5 放入薑片、八角、花椒爆香後撈起，時間不宜過久。

6 放入爆香過薑片、蕃茄炒至微熟，再放入大白菜、筊白筍、芋頭炒香。

7 沿鍋邊倒入醬油、醋，灑白胡椒粉拌炒，即可盛起備用。

8 將水燒開，把剛炒好的食材全部倒入鍋中。

9 煮滾後蓋鍋，轉小火熬煮1小時。

10 最後放入炸好的豆腐丸子煮10分鐘，加鹽和少許香油，即可熄火起鍋。

◎板豆腐用布包好，上面加壓重物可去除多餘的水份，放約3小時。

揉麵有三光　◎麥嫣寶

從前我在銀行上班，專門處理法律問題，每天接觸的都是專業的人事物。完全沒想到有一天會在廚房工作，而且還擔任點心組，進入另一個完全不同的專業領域。

點心之美在於精緻，讓人一見不捨得一口吞下，譬如見到精心妝扮的少女，總要細細品論一番，方才值得，若有人拿點心來大嚼，過癮是過癮，總覺煞風景。「點心不在充飢」，這是師父提醒品我們嚐點心的心法！

甫加入點心組，當班時即與麵粉為伍，學習製作麵食、點心，初學時動作生疏笨拙，經常剛動手便沾了一身的粉，心裡常納悶，什麼時候沾到都搞不清楚。「衣沾不足惜，但使願無違」，大詩人王維沾了一身露水，我是沾了一身白粉，愈拍粉愈多！

師父彷彿有天眼，一眼看透我們的困惑！一天，師父意有所指的對我們開示：「揉麵注意三光，手光、麵

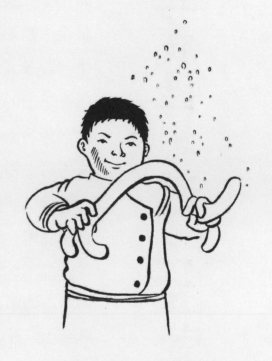

光、枅面光。」頓時，心中
豁然開朗，原來又是難以自
覺的習氣使然──一件事未
結束又起手一件，工作時抬
面堆滿待用器具物品，手腳
騰挪不開，自然東摸西觸，
頭臉衣衫也難倖免！

慢慢領悟師父的心法，工
作時也確實注意三光──手
光，主體(就是自己)要保持
乾淨；麵光──讓客體也保
持乾淨；枅面光──工作環
境更要保持乾淨；此後工作
結束時，枅面再不像剛發生

世界大戰一樣混亂了！揉麵
注意三光，自己也臉上有光
了！

141

秋宜養性，避吃五葷

一個有心修煉的人必須注意飲食。現在是農工業並進的時代，素食更形重要，因工業製造許多污染物，我們從環境、食物當中吸收接觸這些污染，若無排除之法，最後人體如同垃圾場，骯髒污穢，問題叢生。許多人生病卻不知其因，其實，我們所吃下去的食物對健康影響甚鉅。除了鍛鍊之外，素食有助人體排出穢物，生病的人不可不知。

有些人因練功轉變飲食習慣，開始素食後發現，連蔥、洋蔥、韭菜、蒜頭、大蒜等都不想吃了，這是因修煉至相當程度後，身體變得敏銳，什麼食物對身體有什麼作用，都能細膩地感受到。

古時修行人透過修煉，能感受到食物透過生理反應，進而對心理產生影響。例如，有些食物會阻礙氣的運行或間接地刺激慾望，感受到這層影響力，有些修行人便慢慢減少這類食物的攝取，最後達到完

全不吃的程度。這些特別具有刺激性的植物，今日統稱為小五葷。

但，在中國藥材裡，蔥、蒜、韭菜等有時可拿來當藥引子。譬如習慣葷食的人，由於體內往往積存許多來自肉類的毒素，碰到身體出狀況，發燒、畏冷、中毒的時候，這些藥引子一吃，毒就逼出來了！不過，身體正常的人，小五葷還是少吃為妙。而有心修煉的人，更要懂得學習前人的修行智慧，減少走冤枉路。

一般人吃素，也常問起雞蛋、牛奶能不能吃的問題。現代動物飼養的方式與從前不同，違背自然所生產出來

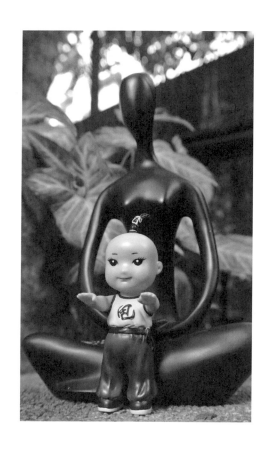

的食物，吃到人體裡面都會產生累積。與其想著到底要不要吃，不如好好鍛鍊，讓自己修煉的身體告訴自己，最後，都會吃得少、甚至不吃，一切都是順其自然！

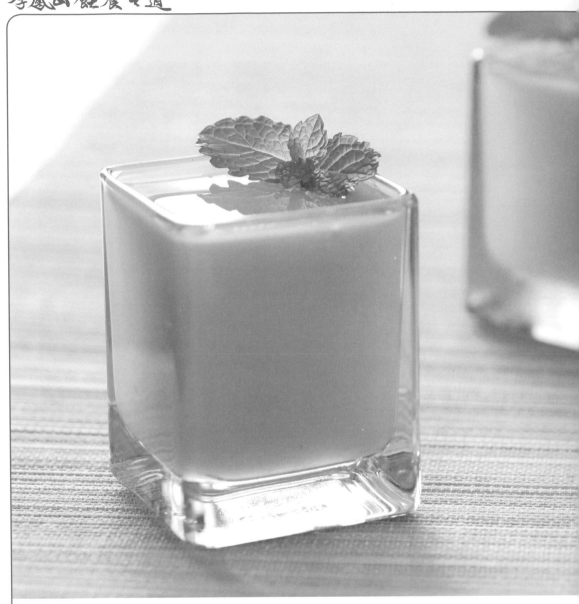

百香融合凍

【4人份】

秋
之
素
養

食材

- 百香果 5顆，剖開，取出果肉放在碗中
- 水500 c.c.
- 吉利T 0.3兩

調味料

- 冰糖4兩

做法

1 將百香果肉及水放入鍋中，以中火熬煮10分鐘。

2 熄火，取一濾網過濾掉百香果籽，留下百香果汁。

3 將過濾的百香果汁倒回鍋中加入冰糖，以小火熬煮。

4 熬至冰糖融化，再加入吉利T馬上攪拌，等到吉利T完全溶解即可熄火。

5 趁熱倒入成型的容器，待放涼後再進冰箱冷藏，冷卻成形即可取出享用

◎吉利丁與吉利T的差異：吉利丁是動物性明膠，提煉自動物的皮或骨，顏色黃褐半透明，泡在水裡會變軟，熱水25℃以上就會開始融化。吉利T又稱真珠粉或植物膠，為混合型的植物性海藻粉，呈白色粉末狀，與果凍粉相似，融化的溫度較動物性的吉利丁高，必須溶於80℃以上的熱水，可取代吉利丁。

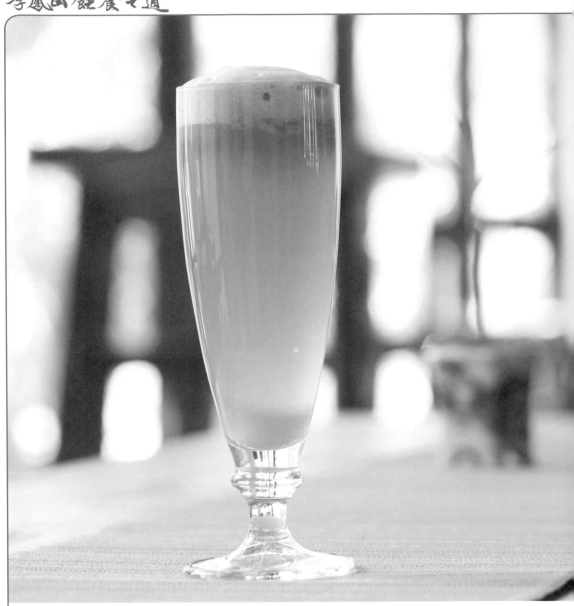

清潤梨香茶

秋
之
素
養

食材

- 紅茶葉1大匙（以斯里蘭卡紅茶之風味最為協調）
- 熱水500 c.c.
- 水梨5.3兩，洗淨，削皮切塊備用

調味料

- 檸檬1顆，洗淨，榨汁，將檸檬果肉及汁都留著。
- 蜂蜜35 c.c.

做法

1 將紅茶葉以熱水浸泡7分鐘，過濾茶葉，留下茶湯備用。

2 將水梨、檸檬果肉及汁放入果汁機，倒入蜂蜜，打至無顆粒。

3 再倒入茶湯攪拌均勻就完成了。

廚房二三事

健康的一泡

◎張麗雪

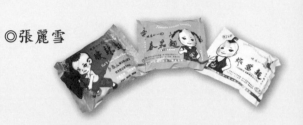

師父常提醒，廚師平常不可亂吃東西，否則會破壞味蕾對食物的感受力，如此才能訓練出對正味的絕對感受。

在師父的訓練下，不但廚房裡做菜的人味蕾愈來愈細緻，連許多人吃習慣梅門餐點的客人，也愈來愈能吃出其他有添加人工調味的食物。結果問題來了！

很多客人反應，他們出差旅行時，吃素不方便，好希望可以吃到梅門的食物。

師父聽到大家的心聲，決定研發泡麵。有一回去參觀泡麵工廠，老闆擺出四十多種人工調味料，很自豪地說：「你們要什麼味道，我通通可以調出來。」

師父一樣一樣地試，到最後一種也不要，跟老闆說我們要用真材實料來熬煮。老闆聽了哈哈大笑，跟師父說：「沒有人這樣做泡麵，賺不到錢的！」師父說，「我們的目的不是賺錢，是要做出能天天吃而且不傷

身，真正的養生泡麵。我們一起來努力！」

老闆被師父感動，開始了為期兩年多的研發過程，來來回回實驗超過四十次，更特別為梅門泡麵定做機器來生產。有一回，老闆送來三包泡麵請師父試吃，師父一吃就說：「你們打電話問老闆，他是不是添加人工調味粉？」一問之下，果然老闆為了幫梅門節省成本，偷偷用了一種口味逼真的調味粉，心想：「保證李師父吃不出來！」沒想到師父的味覺超乎常人，老闆心服口服，不敢再亂加東西了！

我們請教師父，如何能有這麼厲害的味覺？師父說：「我們一定要用正念去看所有的一切，反求諸己，如此

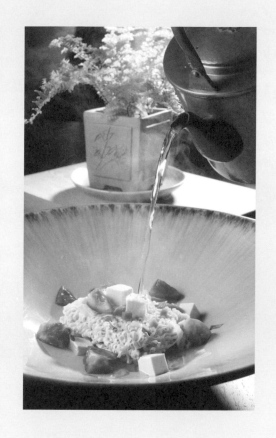

便能明辨真假，培養出正的味覺。」

曾有記者私下問老闆：「李師父的泡麵真的沒有加任何人工調味料嗎？」老闆拍拍胸脯說：「大家請放心，李師父比我還挑剔！」

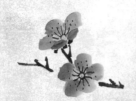

養生有準

　　一個愛好烹調的人，首先應該懂得愛人。懂得愛人，才懂得如何做出對人真正好的佳肴。烹調不能只是追求技巧，要多去考量我們所做出來的食物，對人體的影響是什麼，合宜的烹調可以增加食物的養生價值，達到以食助人的目的，這也是我們一直在推廣的觀念。

正
心正、行正，
以至於口味純正。

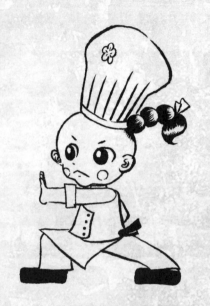

純

花功夫去提煉純粹的原味，
不是花心思去調味。
太多化學調味囤積體內，
久之必生問題。

熟

煮熟的食物容易消化，
老人或孩子吃來皆無負擔，
營養好吸收。

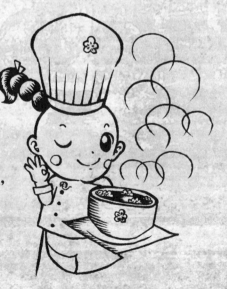

圖：柳廷芸

151

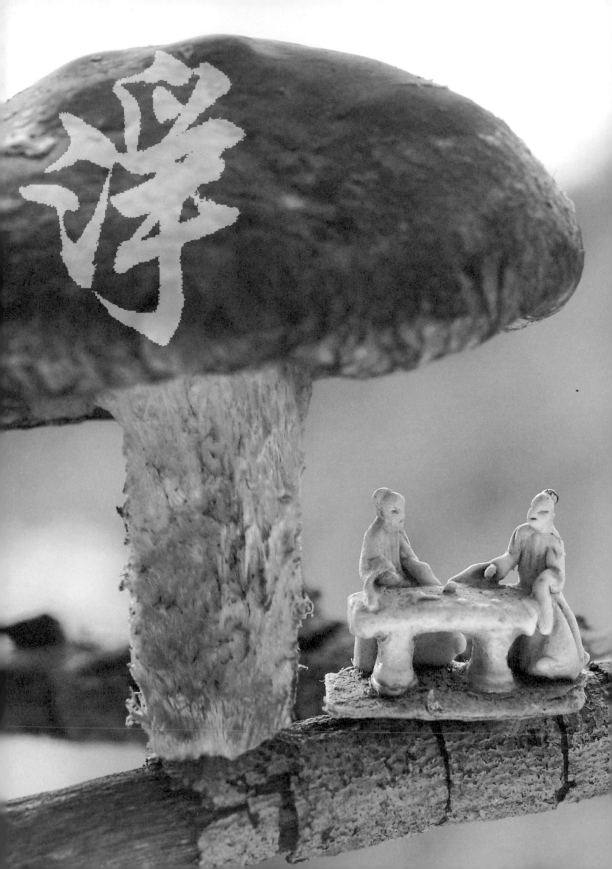

冬之素養

冬食之道、儲備能量、
略食鹹味、小補養腎、
多食黑色、驅寒就溫、

冬月閉藏，反觀內省

進入冬季，天氣愈來愈冷，自然界許多生物，開始把自己隱藏起來。人類亦當順天之意，在「冬藏」上下功夫。

「冬藏」有多層意味——儲存是藏，將自己隱起來是藏，如動物冬眠般收斂心神、完全蟄伏，也是藏。然而，雖不宜外放，也不能完全收藏，還是要有對稱之道。亦即在行動中保持隱藏和收斂，在心境上持續回顧與反省，如此動靜相互輝映，內外更加平衡。

「細水長流」的道理人人皆懂——該衝時努力衝，該停時慢慢停，該收時趕快收，收了之後，懂得藏，一方面好好休息，一方面保本，以儲備更雄厚的本錢，面對下一個循環的開始。這就是大自然春耕、夏長、秋收、冬藏的節奏。很多人雖知

其理，卻做不到，年輕時拚命賺錢，該停時不想停，該收時捨不得收，該藏時還繼續耗，到最後，錢也許賺到了，但什麼也享受不到，實在划不來！

人生在世，不如意事十之八九，若習慣逃避，不想面對，挫折愈是接踵而至。唯有徹底反省，直接面對，才能真正解決問題。往生命的細緻層面探討，我們會發現，人生中，有許多事物可靠鍛鍊獲得，譬如體能、經驗、知識等；但真正高度的智慧，除了靠後天鍛鍊外，還得靠「定」、「靜」、「安」的力量去培養。

冬天著重在「藏」，藏即是知止，知止而後有定，定而後能靜，靜而後能安，安而後能慮，慮而後能得。若感覺自己的智慧不夠，就要追求提升，聽懂的道理趕快去落實，不懂的事情虛心請教，心中不存疑惑，自然能夠增長智慧！

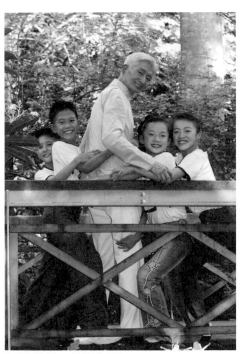
知足常樂，後顧無憂

耳順守高風

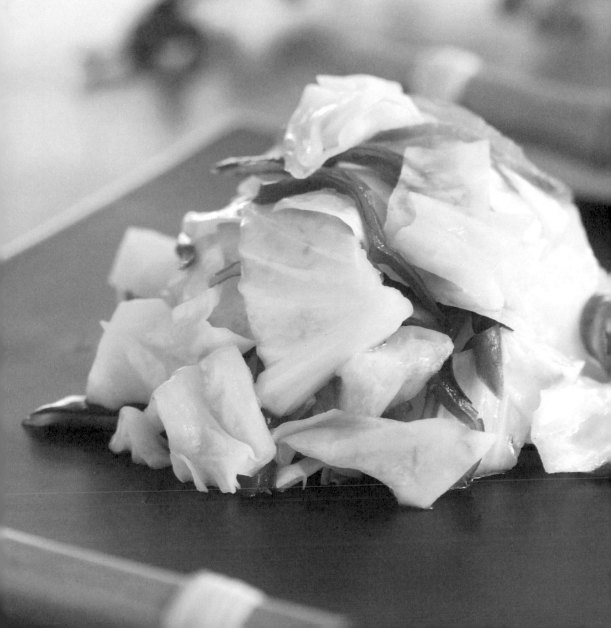

冬之素養

食材

- 紅蘿蔔1兩，洗淨，削皮切絲
- 木耳1兩，洗淨，切絲
- 高麗菜6兩，洗淨，切小塊
- 水200 c.c.

調味料

- 油1大匙
- 鹽1/4茶匙

做法

1 熱鍋，下油。

2 放入紅蘿蔔絲，燒到油與紅蘿蔔絲相融。

3 放入木耳絲快炒。

4 再放高麗菜，沿鍋邊加一圈水，蓋鍋燜燒至香甜味透出。

5 最後灑鹽調味，便可熄火起鍋。

大廚上菜

冬天是儲備能量、養精蓄銳的大好時機，少食生冷，可小補以增加體內溫度，但不宜大補，以免累積火氣。多吃黑色食物可補腎氣，味道略鹹以強化腎臟，但腸胃蠕動慢，食物要熟透，才好消化。

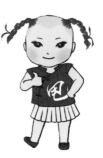

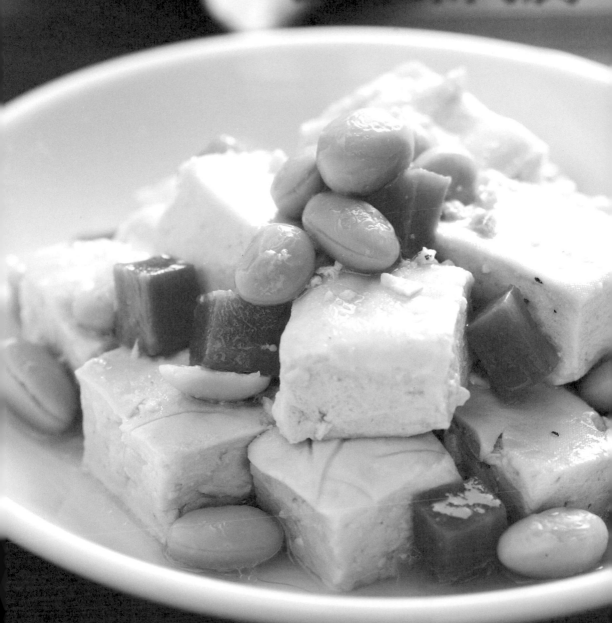

義行凍鬥腐

冬之素養

食材

- 紅蘿蔔1兩，洗淨，削皮切小丁
- 毛豆1兩，洗淨
- 傳統板豆腐4田，洗淨，切丁，放進冷凍庫冰半天以上
- 水50 c.c.

調味料

- 油2大匙
- 鹽1小匙
- 醬油1茶匙

做法

1 熱鍋，下油。

2 放入紅蘿蔔丁炒至油亮。

3 放毛豆，炒到與紅蘿蔔丁相融。

4 放凍豆腐，炒至食材香甜味出來。

5 加鹽、醬油、水，蓋鍋燜煮至透，即可熄火上桌。

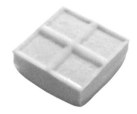

廚房二三事

發自內心為人著想　◎劉曙光

某日晚上開會時，一位師兄煮了一大鍋湯來，大家先盛一碗請師父品嚐。師父平常就吃得少，自己只喝一點，其它都跟大家分享。

會開到一半，有人請問師父，那鍋湯還有很多，師父要不要再嚐一點？這時，師父問在場的人：「你們要不要再嚐一點？那湯還不錯的。」結果大家紛紛說：「我們已經吃飽了！」師父當時沒再說話。

會快開完了，師父又問起：「師兄的那鍋湯呢？」大家早把這鍋湯給忘了，擱在旁邊沒人喝。這時，師父告訴大家：「這位師兄用心煮了這麼好喝的一鍋湯，如果我們只喝一點點又送回去，不是讓人看了難過嗎？而且，我們人多，每個人喝一點，大家一起分享不是也很好嗎？這就是體貼，處處都要為別人著想。」

大家聽了都很慚愧，我們只想自己要不要，根本沒用心感受那位做湯師兄的心

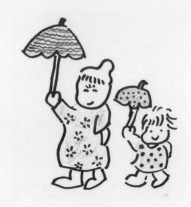

意，於是，大家你一口、我一口，很快就把整鍋湯喝光了。之後大家也去特別謝謝那位師兄，讓他很開心。

師父就是如此教我們，為人著想不是做給別人看的，而是發自內心的真誠。

做菜也一樣。剛開始下廚的時候，我只注意食物的色香味。有一次，師父品嚐我們試做的菜後，提醒大家：「我們的食物要讓老人家長壽，讓小孩子長大。」

確實，食物要做到讓老人家容易吸收，助其補身，延長壽命！也要讓還在發牙階段的小孩子，不用使勁咬，也能吸收到食物的營養。如果做出老人家和小孩都適合吃的食物，那麼，所有的人都適合了！我如夢初醒，原來這就是養生料理的關鍵！我們想破頭也想不到的道理，師父簡簡單單的幾句話就通了！

冬養腎氣，四季無虧

一年有四季人人皆知，現在，關鍵來了！其實一天也有四季。

每天早上，我們要秉持春天耕耘的精神，不管用腦或體力，都要埋頭苦幹，千萬不能懶惰。到了中午，步入「夏長」階段，腳步要放慢，開始反思。想想早上的耕耘是否腳踏實地？

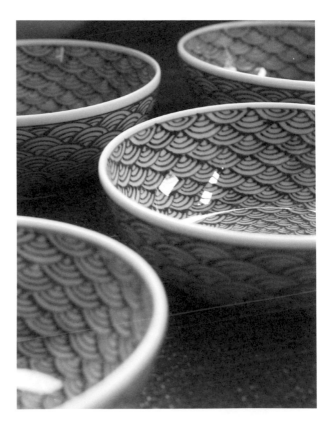

在工作或心境上，有沒有進展或成長？

若中午前沒有耕耘，當然不會有收穫，但若經過早上的耕耘，卻始終沒有任何內在或外在的成長，便要當機立斷，徹底調整方向，否則這一整天可能會白過！中午過後，步調放慢，不再一輪猛攻，不然累積壓力，終究身心俱疲。

傍晚進入「秋收」階段——收工、收心，收所有的一切。一點一點地放下所有的工作，慢慢到了夜晚，就可安心休息，進入「冬藏」狀態了！

我們每天都生活在四時節奏中，五臟六腑也跟著四時節奏跑。冬天對應五臟為腎。腎為先天之本，腎衰體弱。大體來講，面色偏黑、腹大體重、腰痛多汗、畏冷畏風、容易脹氣，都是腎氣弱的徵兆。經常胃痛的人，腎氣虛；多蛀牙的人，腎氣衰；犯耳痛的人，腎氣壅。從中國傳統養生學來看，臟腑的氣血走向與四時節令相互對應，冬天把腎養好，才能延年益壽。

不管為人處事、心境修養、身體鍛鍊、或飲食養生，掌握四季節奏，順隨發展，盡人事聽天命，便能銜接大地的運行，生生不息、循環不已！

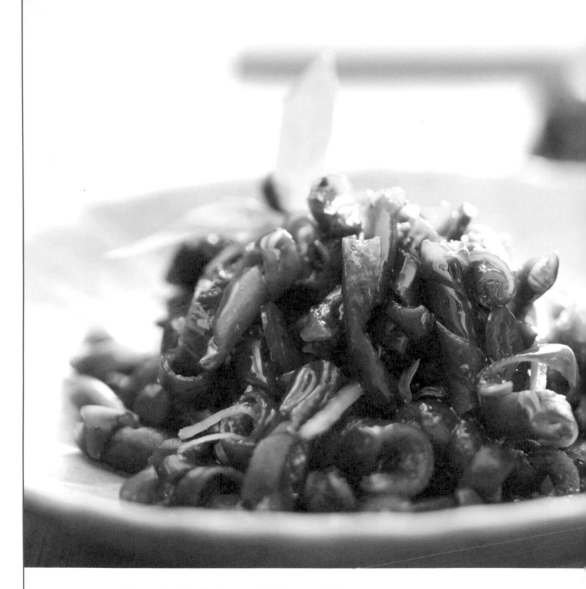

三杯樂融融

冬之素養

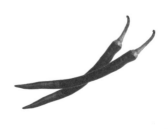

食材

- 老薑0.5兩，洗淨後切絲
- 辣椒0.2兩，洗淨後切圓片
- 海茸半斤，洗淨切段
- 九層塔0.5兩，摘下葉子洗淨

調味料

- 黑麻油2茶匙
- 醬油2大匙
- 二砂糖1茶匙
- 米酒4大匙（可用水取代）

做法

1 熱鍋，注入黑麻油。
2 放薑絲、辣椒片，以中火慢炒出香味。
3 放海茸略炒，沿鍋邊注入醬油，灑二砂糖。
4 再倒入米酒，馬上蓋鍋，以小火燜透。
5 掀鍋蓋，開中火，放入九層塔略炒。
6 收汁，熄火，將成品起鍋。

乾脆榨菜麵

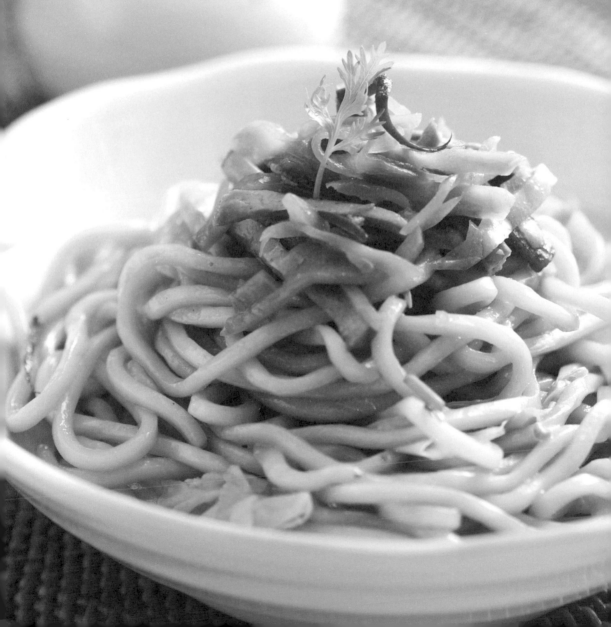

冬之素養

食材

- 榨菜12兩，洗淨，切絲
- 辣椒3根（約0.3兩），洗淨，切絲
- 水 100 c.c. + 一鍋煮麵的水
- 豆干1斤，洗淨，切絲
- 拉麵4把
- 香菜少許，洗淨，切小段
- 芹菜少許，洗淨，切小珠
- 小白菜半斤，洗淨，切小段，川燙備用

調味料

- 油2大匙 + 2大匙
- 醬油5大匙
- 香油2大匙
- 綜合醬汁：
  醬油6大匙
  香油4大匙
  醋4大匙
  白胡椒粉3小匙

做法

1 熱鍋，下2大匙油。

2 以中火炒香榨菜絲、辣椒絲。

3 加水蓋過食材煮滾。

4 再轉小火，蓋鍋燜至榨菜透，盛起備用。

5 熱鍋，下2大匙油，以中火炒香豆干至微黃。

6 放入步驟2的榨菜絲和辣椒絲拌勻，轉小火燜約10分鐘。

7 沿鍋邊倒入醬油，加香油，以大火炒香，熄火起鍋。

8 燒一鍋水，待滾時，將拉麵放入煮熟（約5分鐘），撈起放入大碗。

9 將綜合醬汁均勻淋在拉麵上，加香菜、芹菜珠及炒好的8大匙榨菜豆干拌勻。

10 最後鋪上川燙過的小白菜裝飾，大功告成。

廚房二三事

獨門絕藝 ◎陳雅萍

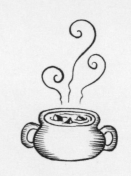

在梅門餐廳裡的主廚，都必須學習一項獨門絕藝，那就是熬湯品。師父教導我們的養生觀，全部能透過湯完整展現。首先，食材選擇要「單純化」，不在多樣化下工夫，而是透過熬煮過程，提煉出食物的精華。我們不靠調味料取勝，因此，非得用無比的耐心，守候好幾個小時，隨時掌握火候。火候不到，香氣出不來。整個過程中，必須精氣神全然灌注，稍一不慎，整鍋湯走

味。光是每天熬湯，就能練就主廚的頂力和耐力，對我而言，就像練功一樣。

有一次，我跟一位師兄煮了相同的一道湯品請師父品嚐，師父分別喝了湯之後說，其中一鍋湯煮出了食物天然的味精了！於是開始細細追問每個步驟。一開始，我們兩位的回答大同小異，都按照標準，後來，當師父問道：「你們怎麼樣幫湯注水？」師兄回答：「我是大大方方地倒進去。」而我接

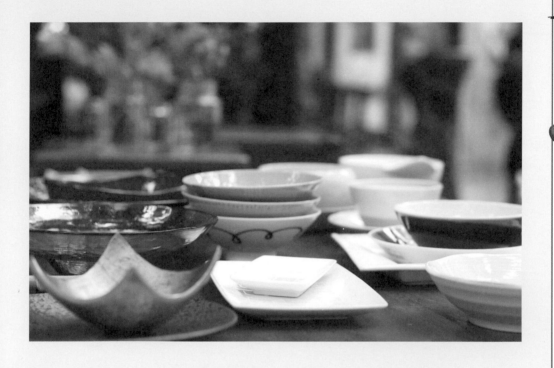

著答：「我是戰戰兢兢地倒進去。」師父聽了點點頭，告訴我們：「只要按照標準，香氣一定都有，但料與水何能融為一體，提煉出味的精華，關鍵就在你們的回答裡。除了方法要對，心態才是重點。」

當下我們都懂了，師父常說：「道不可須臾離也。」我了解到做菜也是一樣，任何環節都要講究，因為每個動作都可能影響最後的成果。在梅門，師父不只琢磨我們的廚藝，還進一步調整每個人的心性，更提升大家的境界！

冬日陰冷，避寒就溫

冬天要「避寒就溫」，穿衣注意保暖，也不宜吃生冷食物。由於天氣變冷，人與人之間的互動也冷淡下來。所以中國人發明火鍋飲食文化。冬天一到，大家圍爐吃火鍋，用溫暖聚攏人氣，親戚、朋友，不管熟不熟，湊在一起，就像家人般不分彼此，感覺十分熱絡，心也溫暖了起來。這是中國文化中甚深的學問。

以五行來說，冬屬水，對應色為黑，故食物應以黑色為主，如黑木耳、黑棗、當歸、黑豆、黑糖等，都是調製冬令食品很好的素材。所以，許多冬令藥膳皆以黑色為主。然，冬令進補大有學問。身體每個臟腑，新陳代謝皆有一定速率，冬天大補，易造成身體負荷，減緩正常代謝。腎臟本有排毒作用，補過頭則造成囤積，會有上火、舌頭破、頭昏腦脹、身體不對勁的情形，當體內毒

素無法排除，腎臟就會出狀況。但，冬天必須讓腎臟儲存熱能，也不能不補。故「只宜小補，不宜大補」乃冬季養腎原則。

事實上，「補」之目的在取得平衡。因天冷，身與心都緊縮起來，補充熱量，有助舒展身心，這是補的用意；並非不論身體狀況，吃一堆營養品，補過頭反壞了身體。

然而，最好的補品並非食物。從前洗腎多是年紀大者，但現在許多年輕人也步入洗腎的行列，主因就是環境中充斥太多化學物質，人體吸收進去卻排不出來，日積月累便造成腎功能衰竭，於是只好依靠機器來洗腎，但從鍛鍊的角度來看，用「氣」洗完全無副作用，可說是人體最好的補品！有些洗腎患者透過鍛鍊，在幾年間從一週洗三次慢慢減為一週洗一次，持恆鍛鍊，搭配合宜飲食，恢復腎臟功能指日可待！

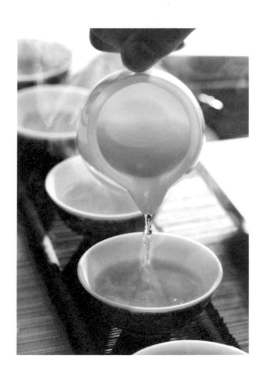

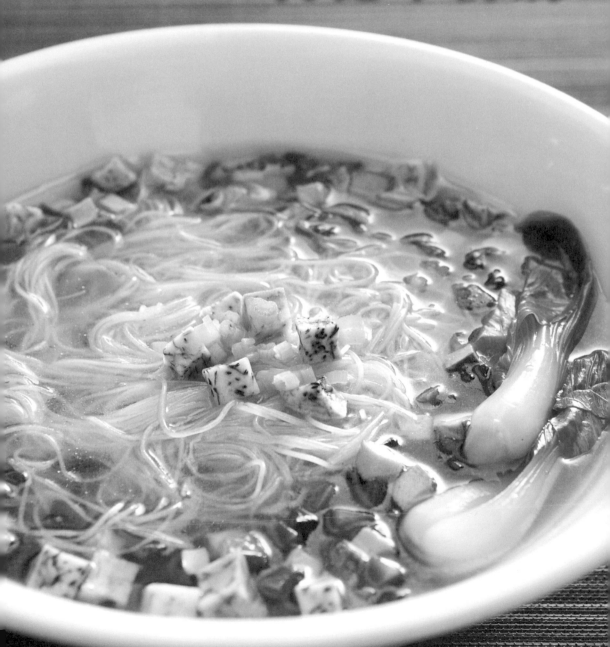

育德米粉湯

冬之養素

食材

（建議所有切丁要小於1公分）

- 乾香菇0.2兩，加水發泡切小丁
- 芋頭6兩，洗淨，削皮切小丁
- 五香豆干2兩，洗淨，切小丁
- 紅蘿蔔1兩，洗淨，削皮切小丁
- 水2200 c.c.
- 米粉半斤（3號粗細最恰當）
- 芹菜0.5兩，洗淨，切小珠

調味料

- 油1大匙
- 醬油2大匙
- 鹽1又1/2茶匙
- 白胡椒粉1/4茶匙
- 香油1/4茶匙

做法

1 熱鍋，下油。

2 將香菇丁爆香，以小火炒至金黃色。

3 放入芋頭丁，以中火炒至變色。

4 放豆干丁、紅蘿蔔丁，炒至豆干呈現微黃色。

5 轉小火，沿鍋邊注入醬油，來回翻炒幾下。

6 倒入水後，開大火煮滾後，蓋鍋，轉小火燜15分鐘。

7 放入米粉，以中火煮3分鐘。

8 加鹽調味。

9 上桌前灑芹菜珠、白胡椒粉，再淋點香油，風味絕佳。

無火素香飯

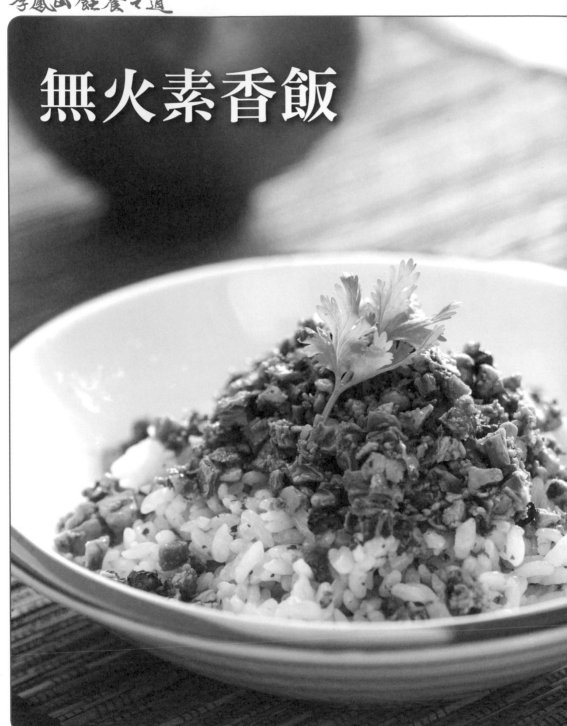

冬 之 素 養

食材

- 傳統板豆腐4田，洗淨
- 乾香菇0.2兩，洗淨，泡水切丁0.7公分
- 炸豆包1片，切小丁
- 水1200 c.c.
- 白飯 4碗
- 香菜少許，洗淨，切小段

調味料

- 油1茶匙+1大匙
- 醬油6大匙
- 二砂糖 1茶匙
- 香椿醬1大匙

做法

1 熱鍋，下1茶匙油。

2 放入豆腐，小火慢炒至金黃色碎末狀，起鍋備用。（勿炒太碎，口感較佳。）

3 熱鍋，下油1大匙，放入香菇丁爆香，再以小火炒至褐色。

4 放入炸豆包炒香，再放入炒好的豆腐末，略翻炒至香味透出。

5 轉小火，沿鍋邊注入醬油，放二砂糖，翻炒幾下。

6 倒入水，開大火煮滾。

7 蓋鍋，轉小火燜煮至少40分鐘。

8 最後加入香椿醬，煮滾後即可熄火，盛起備用。

9 享用時，依個人口味濃淡酌量淋在白飯上，再以香菜粧點，更加可口。

廚房二三事

把客人變成朋友　◎陳俊穎

　　從事服務業，總會碰到挑剔的客人，每次發生狀況，師父都會教我們下次遇到要如何處理。剛開始大家都會說：「今天來了一個拗客。」但師父提醒我們，用語要注意，避免製造負面能量，所以大家改口說：「今天來了一個讓我們長進的客人。」說也奇怪，心裡這麼想，就算遇到刁難的客人，抱持學習的心情，也都能轉化危機，皆大歡喜，把客人變成了朋友。

　　梅門食踐堂剛開幕時，客人不多，有一位大老闆經常來，他觀察一段時間後，有一天忍不住把服務的師姐叫過去，他說：「奇怪了，你們的食物這麼好，服務很貼心，環境也很優，怎麼生意不好呢？是不是行銷做得不好？」他問了很多推廣的問題，走的時候，他說：「我真的很擔心，怕你們不懂得經營，餐廳開不下去，我就吃不到你們的東西了。請你們一定要加油啊！」

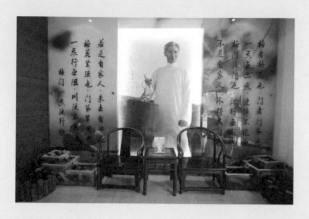

　跟師父報告這個情形後，師父說，對這麼有情有義的人，一定要特別照顧，要記得他喜歡吃什麼，每次他來，都要幫他料理得妥妥當當的。這位大老闆每次來，都會留下很多小費，他說：「小費是為了支持你們，因為我真的怕你們做不下去。」

　後來大老闆出國一段好長時間，再來的時候，看到裡面坐滿人，很開心地問：「記得我嗎？我是剛開幕時常來的客人。你們現在生意都這麼好嗎？」師姐說：「每逢週末都是滿座的。」他聽了很高興，臨走時又特別掏出五百元小費，他說：「這次小費是鼓勵你們的進步，你們生意好我就安心了！我連人在國外都會擔心你們的生意呢！」

　師父說，我們要把朋友變成永遠的朋友！抱持這樣的心境，許多來過的客人都成了常客，再帶朋友來，朋友也變成了常客，我們的生意就愈來愈好了！

冬食淡素，防範疾病

每當遇到生病的人，我們都會請他趕緊練功、吃素。但有人說：「練功太累，練不下去；吃素無味，吃不入口。」結果身體每況愈下，令人惋惜！

曾有人問：「吃素與吃肉有什麼不一樣？」有個簡單的方法可以探知——將一片青菜葉和一塊肉放在桌上，不去管它，幾天之後，菜葉頂多化成水或枯萎，但那塊肉則會腐爛、發臭、甚至長蟲。所以，這兩樣東西吃進肚子裡，對人體的作用當然不同！

有些人擔心素食會造成營養不良。但其實，現代人只有營養過剩的問題，沒聽過有人因營養不良而出問題。更何況，素食中有許多營養成份極高的食物。譬如「豆」，各種顏色的豆子不但可增加五臟六腑的抗體，也具有不同的解毒功能。

但很多病人說，他們的醫生不讓他

們吃豆類，也不建議他們吃素。這些醫生說豆類膽固醇、熱量太高，對身體不好；但事實上，肉類的膽固醇、熱量也很高。醫生之所以不鼓勵吃素，也許是因為他們本身並非素食者，所以不知從何建議。以素食的領域來看，寧願吃豆，也不要吃肉；因為豆類不但有極佳的解毒功能，還能使人堅強，所以才叫「堅」果類。它可以讓人的肯定力、集中力，還有筋骨各方面更為鞏固。

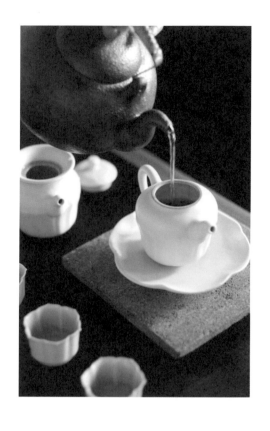

曾有位好武的外國人，因為與我們一起鍛鍊而跟著素食，吃了三星期後，他自己說：「以前吃肉不覺得身體沉重，但現在感覺身體好輕鬆，精神更集中，耐力體力都增強了！」一個腳踏實地鍛鍊的人，很快便能體會素食對身心的影響，長久堅持吃素，甚至能達到不可說的境界！

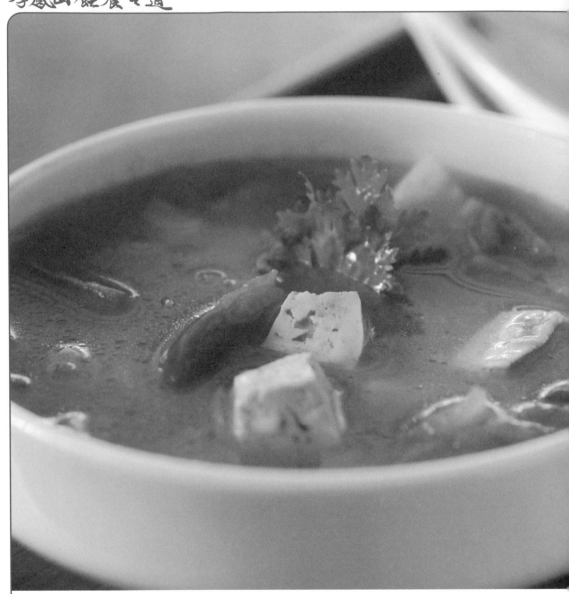

涵養蕃茄湯

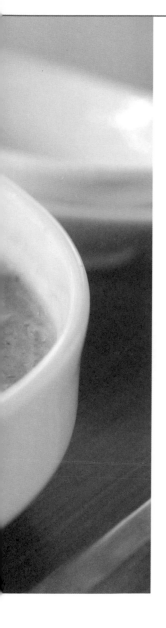

食材

- 蕃茄3斤，洗淨，去蒂切小塊
- 馬鈴薯1.5斤，洗淨，削皮切小塊
- 大白菜2斤，洗淨，切小塊
- 豆腐8小田，洗淨，切小丁
- 水1000 c.c. 準備3份

調味料

- 油10大匙
- 醬油3.5大匙
- 鹽2大匙

做法

1 熱鍋，下油。

2 倒入蕃茄炒至出水。

3 沿鍋邊注入醬油拌勻，起鍋備用。

4 另備一鍋1000 c.c.的水煮滾，依序放入炒好的蕃茄、馬鈴薯、大白菜、豆腐，水量要蓋過食材。

5 煮滾後，改為中火續煮30分鐘，加水1000 c.c.，煮30分鐘後再加1000 c.c水，水再滾開後，改小火煮30分鐘。

6 最後加鹽再煮15分鐘，便可熄火。

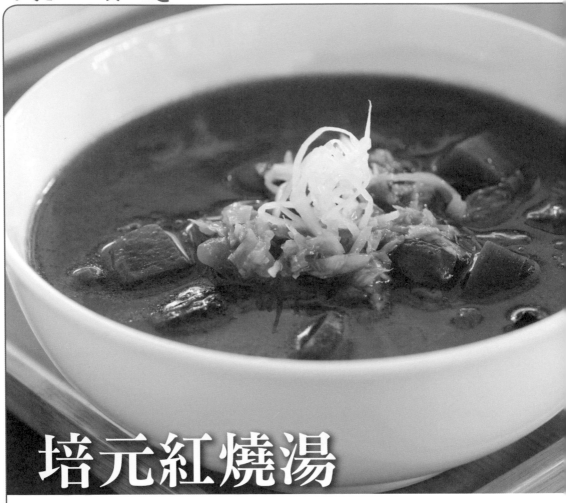

培元紅燒湯

 食材

- 辣椒1根,洗淨,切末
- 酸菜心半斤,需泡水10分鐘,切細絲
- 乾香菇0.2兩,洗淨,泡水切絲
- 老薑1兩,洗淨,切薄片
- 蕃茄半斤,洗淨,去蒂切丁

- 水3000 c.c.
- 紅蘿蔔2.5兩,洗淨,削皮切丁
- 白蘿蔔半斤,洗淨,削皮切丁
- 炸豆包1.5兩,切小方塊
- 大白菜6兩,洗淨,切小方塊
- 滷包1個

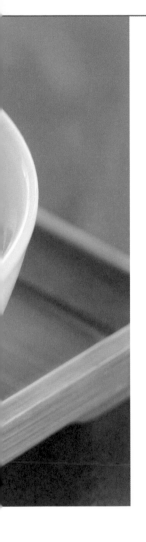

調味料

- 油1.5大匙 + 1.5大匙
- 二砂糖少許
- 香油少許
- 醬油7.5大匙
- 香豆瓣1茶匙

做法

1 熱鍋，下油1.5大匙。

2 放入辣椒末，酸菜心炒香。

3 加少許二砂糖及香油略炒，盛起備用。

4 再熱鍋，下油1.5大匙。

5 大火將薑片爆香，再爆香香菇絲，以小火炒至微
  黃，不要太乾。

6 沿鍋邊注入醬油、香豆瓣。

7 放入蕃茄，拌炒均勻，盛起備用。

8 將水3000 c.c.燒開，放入步驟7的蕃茄，再放紅
  蘿蔔、白蘿蔔及滷包，大火煮滾。

9 煮滾後，蓋鍋轉小火熬煮40分鐘。

10 再放炸豆包、大白菜熬煮80分鐘。

11 最後放入炒好的酸菜心，即可上桌。

廚房二三事

做菜的主題　◎陳佑安

我本身在學校學的就是餐飲，畢業後也在這個領域裡待了一段時間，後來身體出狀況，肺部開刀，氣虛無力，無法工作，剛開始來梅門只想練功調養身體，慢慢地，透過參加活動，逐漸了解師父的理念，也決定跟著師父好好的來推廣養生、發揚文化。

每逢特殊節日，師父都鼓勵我們研發針對時令的特餐，有一年，我負責研發聖誕節套餐，為了展現自己的廚藝，我做了一套琳瑯滿目的料理，請師父品嚐。

師父先問我：「你的主題是什麼？」我答：「聖誕節。」

師父就說：「不是這個主題，是你做菜的主題。」

在餐飲界打滾了快十年的我，師父的一句話讓我提升了！

師父告訴我，做菜前一定要想清楚，自己想給客人的是什麼，先抓到主題。譬如今天做的是馬鈴薯料理，馬

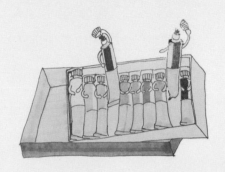

鈴薯就是主題，要先在單純上做到最好，再看少什麼味、還是少什麼色，慢慢去補充，注意平衡，一點一點加，注意層次感。

按照師父的指導去做菜，有時候會發現，純粹就已經夠好了！例如蓮藕花生湯，單純的蓮藕與花生搭配，不管色香味都能互相襯托，加很多料，反而讓味道雜了，失去重點。師父告訴我，並非把所有的精華都擺在一起就是好的，這樣反而沒辦法

精準的表達出想要的東西。做菜的人就像藝術家，菜餚就是藝術品，鍋子就是調色盤，掌握主題，慢慢追加，始終在平衡上下功夫，於是做出來的菜平衡了、做菜的人平衡了、吃的人平衡了、最後全部都平衡了！

冬令進補，養氣為主

現代人生活忙碌，工作壓力大，經常有人問：「很累的時候，卻還要長途開車、熬夜工作，這時候可以用什麼方法來提振精神？」有人喝提神飲料，有人喝咖啡，有人吃維他命，還有人藉著吃東西來保持清醒。每個人都有自己的獨門提神偏方。

從古人的養生智慧當中，我們知

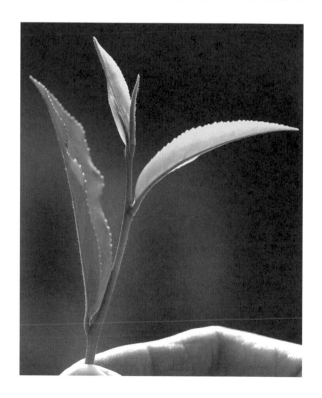

道有些食物確實有提神作用。從前受訓時，每天早起跑山，運動量極大，當時每天就是一碗豆漿當早點，黃豆的威力真是不容小覷！光是每天早上喝一碗豆漿，一整天都感覺精力充沛！

此外，吃堅果類食物也能讓吃素者快速補充能量，但還是要煮熟再吃比較好。因為一般果蔬屬陰，見火才能陰陽調和。俗話說：「千滾豆，萬滾肉」。因這兩類食物的某些養分是人體無法消耗掉的，如果囤積在五臟，尤其是腎，會使腎功能逐漸減弱。所以燒透再吃，才不會造成身體負擔。

然而，靠吃東西提神，不如提起精神去練功，東西吃多了，愈吃愈昏沉，人的自主能力會逐漸消失。但練功讓身體健康，心情放鬆，練著、練著，疲憊消失，精神振作、人也集中了！這時再回頭去處理事情，效果更勝於一直在苦熬要好得多。

有些人異想天開，希望將來科學家發明一種機器，將身體變成轉換器，吃什麼進去都能補充營養，甚至吃到不好的馬上就能排出來。但事實上，老祖宗已經給我們最好的科學技術了——就是好好鍛鍊！每天練平甩功，不用多久，身體自然就變成一個去蕪存菁的轉換器了！

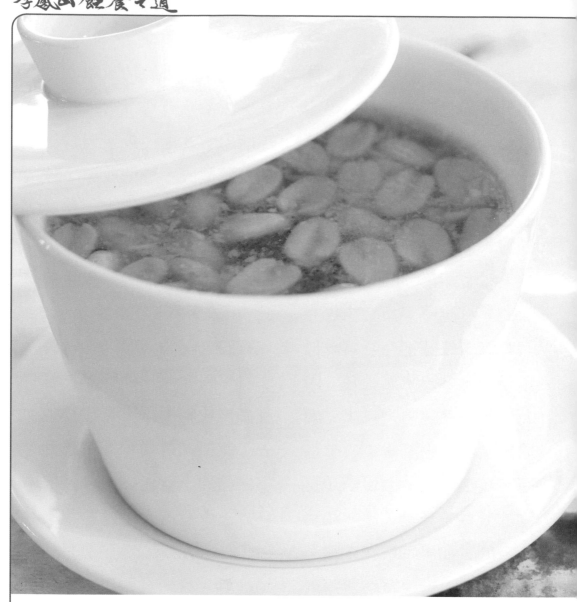

長生順化湯

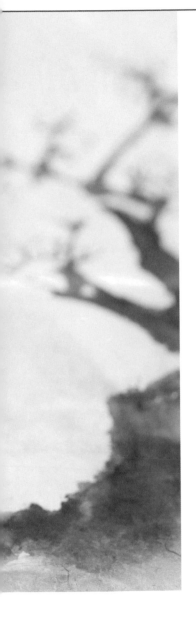

冬之素養

食材

- 花生仁半斤，洗淨泡水6小時以上
- 水1500 c.c. + 2000 c.c. + 2000 c.c.

調味料

- 冰糖5.3兩（約200克）

做法

1 將花生仁及1500 c.c.水放入電鍋內鍋，外鍋放2000 c.c.水開始煮。

2 待電鍋跳起，外鍋再加2000 c.c.水，煮第二回，前後共約4小時。

3 煮好後，加入冰糖溶解即可。

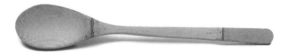

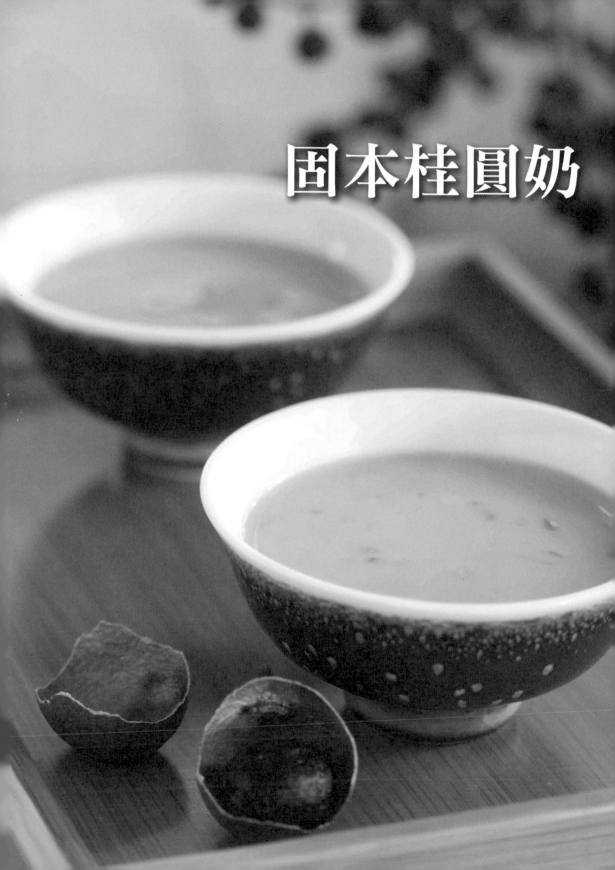

固本桂圓奶

冬之素養

食材

- 紅茶葉1大匙（以斯里蘭卡紅茶之風味最協調）
- 熱水600 c.c.
- 桂圓1兩，洗淨，切小塊
- 紅棗0.4兩，洗淨，去核，切小塊
- 大豆植物奶4大匙

調味料

- 冰糖2茶匙

做法

1 將紅茶葉以熱水600 c.c.浸泡5分鐘，過濾茶葉，留下茶湯備用。

2 將桂圓、紅棗及茶湯放入鍋中，以小火熬煮15分鐘。

3 加入大豆植物奶及冰糖攪拌均勻，待完全融化即可熄火，倒入杯裡享用。

廚房二三事

設計巧思來自尊重　◎林采佩

　　剛開始負責食堂的工作，每天要設計多樣變化的菜色，覺得很吃力。因為在學校念的是藥學，出社會後擔任藥劑師的工作，只知道怎麼替病人配藥，從沒想過怎麼替客人配菜。但師父很大膽，放心讓我去嘗試，也不斷地在生活上啟發我。

　　曾有一回，一位師姐送我一隻可愛的小熊吊飾，我非常喜歡，馬上把它掛在我的水壺手把上。看到師父的時候，我很開心地請師父看我的小熊吊飾，師父看了，很幽默地形容小熊正在受酷刑。我問師父為什麼這麼說。師父指著小熊說：「妳看！小熊活生生地被鋼釘插進腦袋裡，這不是在受酷刑嗎？」我當下還不覺得怎麼樣，又回答：「可是師父您看小熊的笑容，笑得很開心的樣子啊！」師父就說：「小熊在苦笑，因為被鋼釘插進腦袋的瞬間，笑容被硬

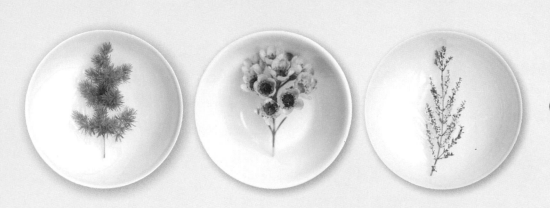

擠出來，其實是哭笑不得，只有把鋼釘拔下來，小熊才能真正的微笑。」

當師父說到這裡，我的心變柔軟了，彷彿真能感受到小熊的心情。師父說得沒錯，世間萬物皆有靈性，就算是一個玩具，我們也不該為了圖方便，忽略了對生命的尊重，師父愛惜一個玩具小熊，就像愛護一隻真正的動物，沒有分別心。當我們更為小熊著想，為喜愛牠的人著想，就會在設計上多用一些巧思，譬如把環扣固定在外套領子或腰帶上，不但看起來比較順眼，也表達了我們對萬物的珍惜及尊重。

這個道理也適用在替客人配菜上面，不是我想要怎麼表現，或是今天我必須處理哪些菜，而是用心、細膩地去感受客人的需要，做到珍惜與體貼周遭的人事物，我想這就是師父不斷提醒我的，仁民愛物的精神吧！

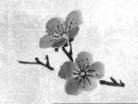

飲食四境

恭敬——
　做菜者對食物心存尊敬，
　用餐者對烹者心懷感恩。

安靜——
　做菜前心情安靜地感受食材的本質，
　用餐後身心感到舒服又恬靜！

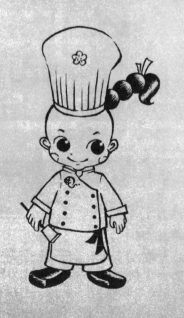
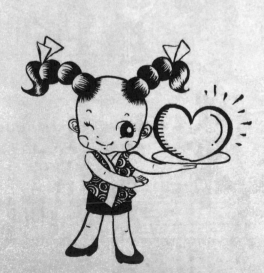

烹飪的四個層次：恭敬、安靜、乾淨、烹境。

乾淨——

做菜時保持心、手法、環境等乾淨，
烹調出來的每道餐點都是乾淨的！

烹境——

烹調食物盡力而為，將養分完全萃取出來，
不斷地追求烹調境界的提升，也造化了環境。

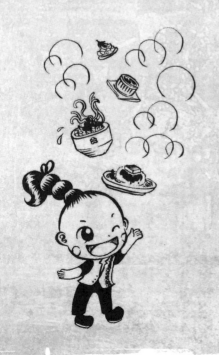
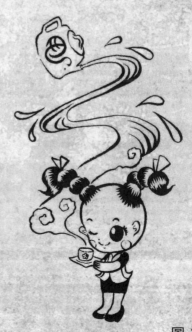

圖：柳廷芸

李鳳山師父簡介
打造現代烏托邦的生命實踐家

「無論我到那，都能使人日子過得更好、更舒泰、更自在，我也就更加的穩妥。為全世界的快樂，我只做該做的。」 ——李鳳山師父

李鳳山師父，家中世代修道習武，成長時期憑著一股行俠仗義的傻勁，頗多機緣巧遇，先後得到修道隱士、武學奇人傾囊相授。父親格言：「現在這個時代，要做勇士，不要做烈士。」

1987年，李師父參與國科會「生物能場」實驗，將氣功提升至科學領域，獲得突破性成果，證實了中國源遠流傳的修行法門，確實對人類身心靈帶來極大的開發潛力。1989年成立「梅門一氣流行養生學會」，讓學習者有良好的共修環境，也在師父感召之下，紛紛加入義工行列，不談利益，只談公益，一起為人類的幸福而努力，並幫助了許多罹患重症或宿疾的人，因鍛鍊獲得重生。

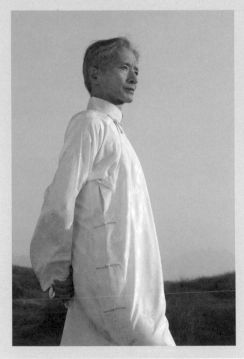

2003年，世界瘟疫SARS席捲全台，李師父發願與病毒賽跑，帶義工四處行腳，教大家練「平甩功」，讓人人有一套自我鍛鍊的法則，進而己立立人，一起幫助更多人。「平甩公益」從大城走向小鄉，從台灣走向全球，為全世界的和平與穩定，永不止息地努力…。

李師父說：「我們所做的一切，都是為了傳播愛，因為愛而讓人有上進之樂。」

梅門餐廳——色香味化養

養生不在複雜 講究單純火候
緣起 一碗看似簡單卻費數時熬煮的 番茄豆腐湯
蘊藏 李鳳山師父的濟世初心 傳授正統飪養之道
講究 氣功主廚們的精準火候 履行梅門食踐精神
提煉 簡單與精純的養生正味 感受安定能量勁道

梅門餐飲聯盟
LINE@

【防空洞】中西輕食 展覽表演
台北市延平南路87號B1
(捷運西門站4號出口，中山堂對面合作金庫樓下)
02-2389-7788
11:00 - 22:00；週五洞夜殿通宵至隔天6:00 (週一休)
官網Garden.meimen.org　FB：梅門防空洞

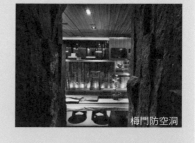
梅門防空洞

【食踐堂】中式蔬食 午茶淨飲
台北市松仁路28號B2
(捷運市府站3號出口，寶麗廣場精品百貨B2)
02-8729-2734
11:00 - 22:00 (除夕休)
FB：梅門食踐堂

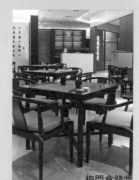
梅門食踐堂

【素寶貝 新北館前店】活力早餐 麵食炸物
新北市板橋區館前西路122號
(鄰捷運府中站1號出口，近南雅夜市)
02-2965-7261
週二～五 6:30 - 10:00、11:00 -14:00、17:00 - 21:00
週六、日6:30 - 14:00、17:00 - 21:00 (週一休)
FB：梅門素寶貝　素寶貝家族LINE@

197

梅門甩茶——敬 靜 淨 境

每片茶菁皆由山川靈氣孕育而生，
為了還原完美茶氣，李鳳山師父親領太極茶人上山考茶，
懷抱對天地敬意，以平甩淨化身心，
以獨門甩工序喚醒茶能量，
做出維護自然、不傷身、濟世助人之好茶！

【明茶闇坊/東門館】德藝早餐 茶飲簡餐
台北市信義路二段189號
(捷運東門站7號出口)
02-2321-6677
週二～六 7:00 - 9:30；11:00 - 22:00
週日 11:00 - 22:00 (週一休)
FB：梅門德藝天地

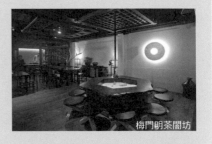
梅門明茶闇坊

【六調通/林森館】茶席 粥道 早午晚餐消夜
台北市林森北路107巷69號1F&B1
(開車請由新生北路轉入)
02-2563-3838
週二～日 6:00 - 11:00；11:30 - 22:00
週三～六 22:00 - 隔天01:00 (週一休)
FB：梅門六調通

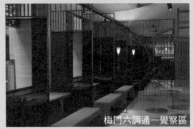
梅門六調通一覺察區

【覺茶坊/新竹館】茶席 簡餐
新竹市東光路192號B1
(山燕科技大樓)
03-574-5874
週二～六 11:30 - 14:00；17:30 - 20:00 (週日、一休)
FB：梅門新竹修生館

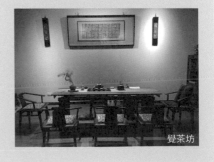
覺茶坊

休閒民宿——山居淨心能量

【大義山莊】山居俠客行

李鳳山師父以大義興建的山林道場，
位於北埔二寮神木山區，
清靜幽雅、靈氣充沛，
為得天獨厚能量寶場，
來此簡居、素食、舒心、暢懷，
邀您健康走萬里，始自大義行！

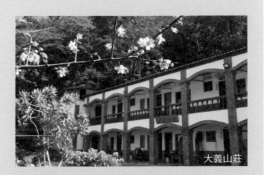

新竹縣北埔鄉大林村二寮八鄰14號
9:00 - 11:00 (週一休)
請預約：03-511-1066葉京燕 或
　　　　0937-563-368梁亞忠
FB：大義山莊養生民宿

大義山莊

【梅門需要房】人人需要不需藥 需要還得品質好

品質保證，令人安心，達到涵養的生活能量補給站
修養明師李鳳山師父親自研發和嚴選，
提供淨素養生、食、飲、用的各式健康福品
這份濟世的用心與一品的堅持，
創造您一輩子的身心靈健康！

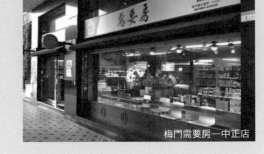

東門店：台北市信義路二段193號
(捷運東門站7號出口) 02-2393-0588
中正店：台北市信義路二段1之4號
(捷運東門站1號出口) 02-2397-1169
新竹店：新竹市東區慈雲路73號
(Costco斜對面)
FB：梅門需要房

梅門需要房一中正店

吃素、練功、發大願，願大家永遠快樂健康！
幸福料理搭配良好循環，更能通體舒暢。
現在，讓我們一起來練習
李鳳山師父的平甩功！

◎動作說明

圖一：
雙腳與肩同寬，平
行站立。雙手舉至
胸前，與地面平
行，掌心朝下。

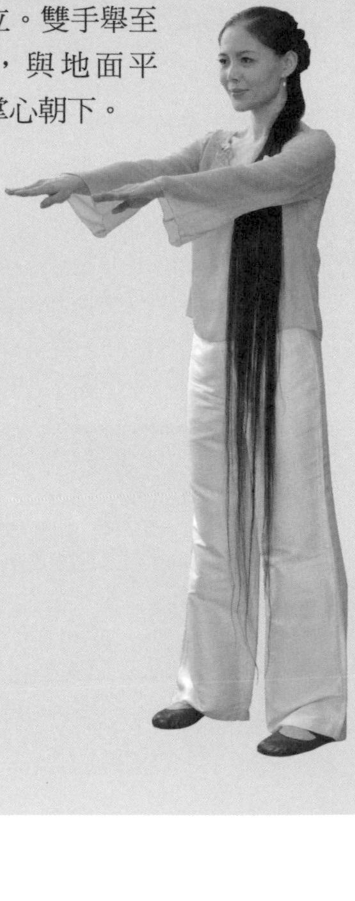

圖二：
兩手前後自然
甩動，保持輕
鬆，不要刻意
用力。

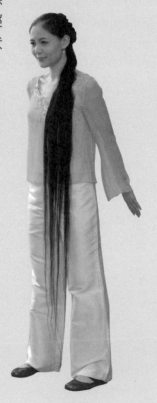

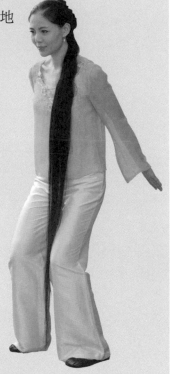

圖三：
甩到第五下時，
微微屈膝一
蹲，輕鬆地
彈兩下。

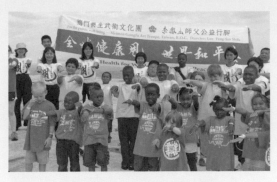

平甩傳愛 全球健康

李鳳山師父發願，讓平甩跑得比傳染病還快！
多年來，梅門義工行腳大城小鄉，
主動走入偏遠社區、老人中心等
醫療資源缺乏的地方，
將簡單的平甩教給民眾，
幫助無數人創造健康奇蹟！
做得愈多，看到人們的需要更大。
懇請支持平甩傳愛，
讓您的愛心創造更多人的健康！

《平甩傳愛基金》

捐款方式：

◆ 線上捐款：https://meimen2.eoffering.org.tw/
◆ 銀行匯款：
戶名：財團法人梅門文化基金會
(1)第一銀行光復分行 / 帳號：153-50-371719
(2)郵政劃撥 / 帳號：5036-0988
◆ 海外匯款：(當地貨幣或美金)
NAME: MEIMEN CULTURE FOUNDATION
A/C: 153-50-371719
BANK: First Commercial Bank Guangfu Branch
1F, NO.16 GUANGFU N. RD., TAIPEI,TAIWAN,R.O.C.
swift code: FCBKTWTPXXX

請註明捐款人姓名、地址、電話，
傳真02-2271-0216，以便開立收據給您

財團法人梅門文化基金會／
100台北市延平南路85號3樓
電話 (02)2271-0555
Web http://www.foundation.meimen.org/
E-mail friends@meimen.org

國家圖書館出版品預行編目資料

李鳳山飪養之道 / 李鳳山著 . -- 初版 . -- 臺北市 : 商周
出版 : 家庭傳媒城邦分公司發行 , 2012.11
　面；　公分 . -- (李鳳山作品集 ; 6)
　ISBN 978-986-272-270-1(平裝)

　1. 健康飲食 2. 養生 3. 食譜

411.3　　　　　　　　　　　　　　101021094

李鳳山作品集 06

李鳳山 飪養之道(修訂版)——用心涵養‧放大素養

作　　　者／李鳳山
出 版 企 畫／梅門德藝文創股份有限公司
主 廚 團 隊／白雅慧、徐英豪、陳雅萍、楊子寬、溫光成、
　　　　　　　葉文玲、劉曙光、蔡翠霙、鄭明雪
攝　　　影／楊少帆(食譜)‧連慧玲(四季篇名頁)
插　　　圖／柳廷芸、鄭榮珍
書　　　法／饒懷英
協 力 編 輯／宋佳慧、張麗雪
責 任 編 輯／黃靖卉

版　　　權／吳亭儀、江欣瑜
行 銷 業 務／周佑潔、黃崇華、賴玉嵐
總　編　輯／黃靖卉
總　經　理／彭之琬
事業群總經理／黃淑貞
發　行　人／何飛鵬
法 律 顧 問／元禾法律事務所王子文律師
出　　　版／商周出版
　　　　　　　台北市104民生東路二段141號9樓
　　　　　　　電話：(02) 25007008　傳真：(02)25007759
　　　　　　　blog: http://bwp25007008.pixnet.net/blog
　　　　　　　E-mail:bwp.service@cite.com.tw
發　　　行／英屬蓋曼群島商家庭傳媒股份有限公司城邦分公司
　　　　　　　台北市中山區民生東路二段141號2樓
　　　　　　　書虫客服服務專線：02-25007718；25007719
　　　　　　　服務時間：週一至週五上午09:30-12:00；下午13:30-17:00
　　　　　　　24小時傳真專線：02-25001990；25001991
　　　　　　　劃撥帳號：19863813；戶名：書虫股份有限公司
　　　　　　　讀者服務信箱：service@readingclub.com.tw
　　　　　　　城邦讀書花園：www.cite.com.tw
香港發行所／城邦(香港)出版集團有限公司
　　　　　　　香港灣仔駱克道193號東超商業中心1樓　E-mail:hkcite@biznetvigator.com
　　　　　　　電話：(852) 25086231　傳真：(852) 25789337
馬新發行所／城邦(馬新)出版集團 Cite (M) Sdn Bhd
　　　　　　　41, Jalan Radin Anum, Bandar Baru Sri Petaling,
　　　　　　　57000 Kuala Lumpur, Malaysia.
　　　　　　　Tel: (603) 90578822　Fax:(603) 90576622　email:cite@cite.com.my
封 面 設 計／斐類設計工作室
內頁設計排版／洪菁穗
印　　　刷／前進彩藝有限公司
總　經　銷／聯合發行股份有限公司
　　　　　　　新北市231新店區寶橋路235巷6弄6號2樓
　　　　　　　電話：(02)2917-8022　傳真：(02)2911-0053

■2012年11月27日初版1刷　　　　定價360元　　　　Printed in Taiwan
■2012年12月27日初版7.5刷
■2022年12月5日二版2.2刷

■感謝 fuse THE PLACE FOR COOKS 餐皿專門店 提供攝影使用之部分餐具。

城邦讀書花園
www.cite.com.tw

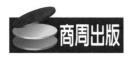

廣　告　回　函
北區郵政管理登記證
北臺字第000791號
郵資已付，免貼郵票

104　台北市民生東路二段141號2樓

英屬蓋曼群島商家庭傳媒股份有限公司城邦分公司　收

- -

請沿虛線對摺，謝謝！

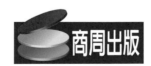

書號：BK2006X	書名：李鳳山愆養之道（修訂版）	編碼：

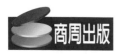

讀者回函卡

感謝您購買我們出版的書籍！請費心填寫此回函卡，我們將不定期寄上城邦集團最新的出版訊息。

不定期好禮相贈！
立即加入：商周出版
Facebook 粉絲團

姓名：＿＿＿＿＿＿＿＿＿＿＿＿＿＿＿＿＿＿ 性別：□男　□女

生日：西元＿＿＿＿＿＿年＿＿＿＿＿＿月＿＿＿＿＿＿日

地址：＿＿＿＿＿＿＿＿＿＿＿＿＿＿＿＿＿＿＿＿＿＿＿＿

聯絡電話：＿＿＿＿＿＿＿＿＿＿＿ 傳真：＿＿＿＿＿＿＿＿

E-mail ：

學歷：□ 1. 小學 □ 2. 國中 □ 3. 高中 □ 4. 大學 □ 5. 研究所以上

職業：□ 1. 學生 □ 2. 軍公教 □ 3. 服務 □ 4. 金融 □ 5. 製造 □ 6. 資訊

　　　□ 7. 傳播 □ 8. 自由業 □ 9. 農漁牧 □ 10. 家管 □ 11. 退休

　　　□ 12. 其他＿＿＿＿＿＿＿＿＿＿＿＿＿＿＿＿＿＿

您從何種方式得知本書消息？

　　　□ 1. 書店 □ 2. 網路 □ 3. 報紙 □ 4. 雜誌 □ 5. 廣播 □ 6. 電視

　　　□ 7. 親友推薦 □ 8. 其他＿＿＿＿＿＿＿＿＿＿＿＿＿

您通常以何種方式購書？

　　　□ 1. 書店 □ 2. 網路 □ 3. 傳真訂購 □ 4. 郵局劃撥 □ 5. 其他＿＿＿

您喜歡閱讀那些類別的書籍？

　　　□ 1. 財經商業 □ 2. 自然科學 □ 3. 歷史 □ 4. 法律 □ 5. 文學

　　　□ 6. 休閒旅遊 □ 7. 小說 □ 8. 人物傳記 □ 9. 生活、勵志 □ 10. 其他

對我們的建議：＿＿＿＿＿＿＿＿＿＿＿＿＿＿＿＿＿＿＿＿

＿＿＿＿＿＿＿＿＿＿＿＿＿＿＿＿＿＿＿＿＿＿＿＿＿＿＿

＿＿＿＿＿＿＿＿＿＿＿＿＿＿＿＿＿＿＿＿＿＿＿＿＿＿＿

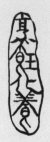

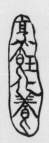